Traumatherapie in sieben Stufen

# Traumatherapie in sieben Stufen

Georg Pieper, David Pieper, Johannes Pieper

Georg Pieper
David Pieper
Johannes Pieper

# Traumatherapie in sieben Stufen

Ein kognitiv-behaviorales Behandlungsmanual (SBK)

2., vollständig überarbeitete und erweiterte Auflage

Mit einem Geleitwort von Andreas Maercker

hogrefe

**Dr. Dipl.-Psych. Georg Pieper**
Praxis für Trauma- und Stressbewältigung
Institut für Traumabewältigung Auf dem Heckenstück 4
35075 Friebertshausen
info@georg-pieper.de

**Dipl.-Psych. David J. Pieper**
Praxis für Psychotherapie
Kaskelstr. 53
10317 Berlin
PsychotherapiePieper@pm.me

**MSc Neuropsychology Johannes Pieper**
Immanuel Klinik Rüdersdorf
Seebad 82/83
15562 Rüdersdorf bei Berlin
johannes.pieper@immanuelalbertinen.de



**Bibliografische Information der Deutschen Nationalbibliothek**
Die Deutsche Nationalbibliothek verzeichnet diese Publikation in der Deutschen Nationalbibliografie; detaillierte bibliografische Daten sind im Internet über http://www.dnb.de abrufbar.



Verantwortliche Person in der EU: Hogrefe Verlag GmbH & Co. KG, Merkelstraße 3, 37085 Göttingen, info@hogrefe.de

Anregungen und Zuschriften bitte an den Hersteller:
Hogrefe AG
Lektorat Psychologie
Länggass-Strasse 76
3012 Bern
Schweiz
Tel. +41 31 300 45 00
info@hogrefe.ch
www.hogrefe.ch

Lektorat: Dr. Susanne Lauri, Lisa Maria Pilhofer
Bearbeitung: Mihrican Özdem, Landau
Herstellung: Daniel Berger
Umschlagabbildung: broadcastertr, Getty Images
Umschlag: Claude Borer, Riehen
Satz: Mediengestaltung Meike Cichos, Göttingen
Druck und buchbinderische Verarbeitung: Finidr s.r.o., Český Těšín
Printed in Czech Republic

1. Nachdruck 2025 der 2. Auflage 2021

(E-Book-ISBN_PDF 978-3-456-96096-8)
(E-Book-ISBN_EPUB 978-3-456-76096-4)
ISBN 978-3-456-86096-1
https://doi.org/10.1024/86096-000

# Inhaltsverzeichnis

# Geleitwort

Andreas Maercker

Nach fast 15 Jahren legt Georg Pieper, der überaus erfahrene, kreative und integrative Traumatherapeut, die zweite und erweiterte Auflage seines Therapiemanuals vor. Die frühere Version hatte den Wissenschaftler Jürgen Bengel zum Mitautoren.

In der neuen Version sind zwei junge Kollegen für Teile des Buches Mitautoren: Georg Piepers Söhne – beide auch praktizierende Psychologen. Es ist schön, mit dieser Buchauflage eine Kontinuität des „transgenerationalen Engagements" für die Traumaopfer bzw. -überlebenden veranschaulichen zu können. Es gibt also nicht nur eine mögliche transgenerationelle Weitergabe von traumabedingten psychischen Dysfunktionen, sondern auch eine solche Weitergabe von traumabezogenen Reifungs- und Resilienzerfahrungen – hier in Form der Mitautorenschaft.

Das vorliegende Buch ist so vorbildlich integrativ, wie kaum ein anderes im Bereich der Traumatherapie. Die sieben Stufen bringen das Beste aus vielen Bereichen der kognitiven Verhaltenstherapie und darüber hinaus zusammen. Georg Pieper begründet sehr nachvollziehbar, wie die therapeutischen Elemente oder Module sinnvoll aufeinander aufbauen, aufeinander Bezug nehmen und sich ergänzen. Es gibt wohl kein anderes Therapiemanual, dass sowohl Traumaexpositionen als auch EMDR beinhaltet. Üblicherweise machen die einen Therapeuten das eine davon und die anderen das andere. Das Manual zeigt anhand von Fallbeispielen auf, dass beides kombiniert bei vielen Patientinnen und Patienten Sinn macht und zu nachhaltigeren Wirkungen führt. So geht es mit weiteren Therapieelementen oder -modulen: Es werden Stabilisierungsübungen einbezogen, die ursprünglich von psychodynamisch orientierten Kolleginnen entwickelt und in die Therapien eingeführt wurden und hier bestens hineinpassen.

Das Sieben Stufen Programm arbeitet insbesondere mit verschiedensten Expositionsarten, neben der Traumaexposition und dem EMDR sind das noch die in-sensu und die in-vivo Exposition. Diese Grundtechniken der kognitiven Verhaltenstherapie werden sicher in keinem der im Traumabereich vorhandenen Therapiemanuale so gründlich, anschaulich und mit solch einer Fülle praktischer Tipps versehen präsentiert. Eine andere Stärke des Buches sind unbedingt die sehr vielen Fallbespiele. Sie stammen zum großen Teil aus dem Bereich der komplexen posttraumatischen Belastungsstörungen, was mich als Geleitwortverfasser besonders freut, denn diese neue, nun offiziell anerkannte Diagnose der Weltgesundheitsorganisation muss im therapeutischen und gesundheitspolitischen Alltag der deutschsprachigen Länder noch besser etabliert werden.

Abschließend: In der Traumatherapie geht es ja in ganz besonderer Weise um die therapeutische Beziehung, denn die Erschütterungen, die die Patientinnen und Patienten durchgemacht haben, sind besonders existenziell. Der Autor erwähnt diese besondere Beziehungsgestaltung und ihre Verknüpfung mit dem Therapiefortschritt immer wieder. Eine Stelle hat mich besonders berührt: Er schreibt im Zusammenhang mit einer konkreten Expositionsform davon, dass *die Patientin sich an die Hand genommen und durch das Trauma geleitet fühlen kann. Dadurch spüre sie die Metabotschaft der Therapeutin, dass sie sie für stärker hält als das Trauma.* Solche Aussagen sind es, die zeigen, worauf es ankommt, wenn wir mit dieser Patientengruppe arbeiten und wie wir ihnen Hilfe zur Selbsthilfe vermitteln können.

# Vorwort zur 2. Auflage

Vor Ihnen liegt die komplett überarbeitete zweite Auflage des Buches „Traumatherapie in sieben Stufen – Ein kognitiv-behaviorales Behandlungskonzept (SBK)“. Die Abkürzung SBK steht für „siebenstufiges Behandlungskonzept“.

Diese erste Auflage von 2008 wurde von mir, Georg Pieper, und Jürgen Bengel geschrieben. Es ist in der verhaltenstherapeutisch orientierten psychotherapeutischen Gemeinschaft sehr gut aufgenommen worden und wird von zahlreichen Kolleginnen und Kollegen in der Behandlung von posttraumatischen Belastungsstörungen mit Erfolg angewendet.

Ursprünglich wurde das Konzept für die Therapie von Trauma-Typ-I-Störungen entwickelt und auf diese begrenzt, also auf einmalige, kurz dauernde Traumatisierungen im Jugend- und Erwachsenenalter, die durch akute Lebensgefahr, Plötzlichkeit und Überraschung gekennzeichnet sind (nach Terr, 1989). Die wichtigste Neuerung der vorliegenden zweiten Auflage besteht darin, dass hier die Behandlungsmöglichkeiten des SBK auch für Trauma-Typ-II-Störungen aufgezeigt werden, d. h. für länger dauernde, wiederholte Traumen, z. B. wiederholte sexuelle Gewalt, lang andauernder sexueller Missbrauch in der Kindheit, Misshandlung, Geiselhaft, Folter, Kriegshandlungen, Kriegsgefangenschaft oder Serien von traumatischen Einzelereignissen – nach der Nomenklatur des im deutschsprachigen Bereich voraussichtlich 2021 erscheinenden ICD-11 also für komplexe posttraumatische Belastungsstörungen.

Um gut vorbereitet zu sein auf die Themen, die in der Traumatherapie auf die Therapeutinnen und Therapeuten zukommen können, habe ich bewusst auch solche Fallbeispiele beschrieben, die von der Schwere, Grausamkeit und Perversität für die Lesenden schwer auszuhalten sind. Ich bin der festen Überzeugung, dass wir z. B. den Opfern von organisierten Kinderschänderringen nur dann helfen können, wenn wir bereit sind, uns das auch für die Opfer kaum Aussprechbare anzuhören und an diesen schrecklichen Erlebnissen inhaltlich zu arbeiten. Für noch wenig erfahrene Therapeutinnen und Therapeuten im Bereich der Traumatherapie ist es sinnvoll, sich als Vorbereitung darauf erst einmal theoretisch damit zu beschäftigen.

Die Adressaten dieses Buches sind in erster Linie psychologische und ärztliche Psychotherapeutinnen und Psychotherapeuten, die ein Werkzeug in die Hand bekommen wollen, um mit Traumatisierten gezielt an den Traumafolgestörungen zu arbeiten. Darüber hinaus dient das Manual als Orientierungshilfe für alle im psychosozialen Bereich Tätigen, die mit Opfern von Trauma und Gewalt beruflich konfrontiert sind. So können auch im Bereich der Beratung Möglichkeiten aufgezeigt werden, worin eine konfrontative Traumatherapie besteht, was sie bewirken kann und worin ihre Grenzen bestehen.

Es sei darauf hingewiesen, dass dieses Buch kein Selbsthilfebuch für Betroffene darstellt. Die Gefahr, dass die geschilderten Fallbeispiele zu belastend sind und eigene Erinnerungen triggern, ist nicht zu unterschätzen.

Der Co-Autor der ersten Auflage, Jürgen Bengel, konnte aufgrund von Zeit- und Kapazitätsproblemen bei dieser Neuauflage nicht mehr mitarbeiten. Doch ich konnte meine beiden Söhne David Pieper, Diplom-Psychologe und psychologischer Psychotherapeut, und Johannes Pieper, Msc. Psychologe und Neuropsychologe, zur Mitarbeit gewinnen, wofür ich sehr dankbar bin.

Das Buch enthält zusätzliches Therapiematerial zum Download (siehe Hinweise zu Zusatzmaterialien).

Für eine bessere Lesbarkeit haben wir uns entschieden, in dieser Auflage auf die Nennung beider Geschlechter zu verzichten. Da die überwiegende Mehrheit der Psychotherapeutinnen und Psychotherapeuten weiblich ist, benutzen wir die weibliche Form und sprechen damit alle Geschlechter (m, w, d) an.

*Georg Pieper, Friebertshausen im Juni 2021*

# 1 Entstehungshintergrund und wesentliche Merkmale des SBK

Das siebenstufige kognitiv-behaviorale Behandlungskonzept (SBK) basierte bei seiner Ersterscheinung im Jahr 2008 auf einer langjährigen Erfahrung in der Behandlung von Katastrophenopfern und Betroffenen von Unglücken, Übergriffen oder schweren Unfällen. Dabei wurden insbesondere die Erfahrungen bei den folgenden Ereignissen genutzt:

- Grubenunglück von Borken 1988
- Flugschaukatastrophe von Ramstein 1988
- Geiselnahme im Libanon 1992
- ICE-Unglück von Eschede 1998
- Ermordung einer Lehrerin an einem Gymnasium in Meißen 1999
- Amoklauf von Erfurt 2002

In der Folge des Grubenunglücks von Borken 1988 wurden in Deutschland erstmals systematisch psychologisch-psychotherapeutische Behandlungsstrategien für die Opfer entwickelt. Betroffene waren damals sowohl die Hinterbliebenen der 51 bei einer Kohlenstaubexplosion getöteten Bergleute: Witwen, Kinder, Eltern und weitere Familienangehörige, Kolleginnen und andere Betriebsangehörige sowie Einsatzkräfte (siehe Arbeitsgruppe Stolzenbachhilfe, 1992). Empirisch evaluierte Behandlungskonzepte für Patientinnen mit einer posttraumatischen Belastungsstörung (PTBS) lagen bis Ende der 1980er-Jahre noch nicht vor. Bei der Konzeption eines Betreuungs- und Versorgungsplans für die Betroffenen des Borkener Grubenunglücks wurde auf Erkenntnisse in der Behandlung von Vietnam-Veteranen aus den USA (Keane & Kaloupek, 1982) und auf skandinavische Vorerfahrungen in der Betreuung von Betroffenen von Unfällen auf Bohrturminseln (Sund, 1985) zurückgegriffen.

Nach damaligem Wissensstand war die am häufigsten verwendete Behandlungsmethode das verbale „Durcharbeiten". Diese Methode erfolgte auf dem Hintergrund tiefenpsychologischer Erklärungsansätze der traumatischen Erlebnisse (Horowitz, 1976) und war eingebettet in eine allgemein stützende psychotherapeutische Betreuung. Ende der 1980er-Jahre waren kognitive und verhaltenstherapeutische Techniken in der Behandlung der PTBS die am besten untersuchten Behandlungsverfahren und wurden zu den Methoden der Wahl (Foa & Rothbaum, 2003).

Eine Verarbeitungsmöglichkeit der am meisten belastenden Erinnerungen stellten die verhaltenstherapeutischen Konfrontationsverfahren dar, in denen ein mehrfaches Wiedererleben des Traumas stattfindet. Durch das mehrmalige Durchleben der traumatischen Situation in sensu wird eine Habituierung und eine Abnahme der Angst erzielt, was erstmals von Foa, Rothbaum, Riggs und Mordock (1991) in einer randomisierten Therapiestudie nachgewiesen werden konnte. Die Wirksamkeit der Reizüberflutung in sensu (Keane, Fairbank, Caddel & Zimering, 1989) und in vivo (Johnson, Gilmore & Shenoy, 1982) schien sich bei der Bewältigung traumatischer Ereignisse zu entsprechen. In-vivo-Expositionsbehandlungen wurden von mir, Georg Pieper (GP), bei traumatisierten Einsatzkräften in Borken schon Ende der 1980er-Jahre zur Aufhebung des Vermeidungsverhaltens eingesetzt.

Die Expositionsbehandlungen gestalteten sich jedoch oft sehr zeitaufwändig und erforderten großen Organisationsaufwand in der Vorbereitung und Durchführung. So war es z. B. notwendig, mit den Geretteten und einigen Mitgliedern der Rettungs- bzw. Bergungstrupps des Grubenunglücks von Borken, die eine ausgeprägte, generalisierende Angst vor der Tiefe entwickelt hatten, den Aufenthalt unter Tage wieder einzuüben. Damit die Exposition ungestört vor Ort laufen konnte, mussten Vorbereitungen mit der Grubenleitung getroffen werden. Die normalen Arbeitsabläufe in der Grube mussten auf die Exposition abgestimmt werden, Sicherheitsunterweisungen der Verantwortlichen für Sicherheit mussten durchgeführt und zeitaufwändige An- und Abreisen in Kauf genommen werden. Die Vorbereitung einer solchen Expositionsbehandlung dauerte oft mehrere Tage, die Durchführung einen ganzen Tag mit 10 bis 12 Stunden Arbeitszeit.

Die In-vivo-Konfrontationen mit den Borkener Bergleuten und Grubenwehrmännern waren erfolgreich, sodass diese die Angst vor der Tiefe überwinden und wieder unter Tage arbeiten konnten. Drohende Frühverrentungen konnten so abgewendet werden. Dennoch stellten sich Anfang der 1990er-Jahre, auch durch das Aufkommen der Methode EMDR (Eye Movement Desensitization and Reprocessing), Zweifel ein, ob der große Aufwand der Expositionsbehandlungen gerechtfertigt sei oder ob die gleichen Ergebnisse unter wesentlich geringerem Aufwand mit EMDR erreicht werden könnten.

Ersten Therapiestudien zufolge erfüllten 84 bis 100% der Patientinnen nach vier bis fünf Sitzungen EMDR die Kriterien einer PTBS nicht mehr (Wilson, Becker & Tinker, 1995, 1997; Marcus, Marquis & Sakai, 1997; Rothbaum, 1997; Scheck, Schaeffer & Gillette, 1998). Shapiro (1995) selbst vertrat in ihren Veröffentlichungen die Meinung, mit EMDR eine umfassende Therapie für traumatisierte Patientinnen leisten zu können. Im Gegensatz zu diesen Berichten mussten wir feststellen, dass viele Unfall- und Katastrophenopfer durch die alleinige Behandlung mit EMDR nicht in der Lage waren, ihr Vermeidungsverhalten, das in der Regel eine direkte Beziehung zum Ort des traumatischen Geschehens hatte, aufzugeben. Andererseits entstand der klinische Eindruck, dass bei erfolgreichen EMDR-Behandlungen die typischen Emotionen von PTBS-Patientinnen, wie Schuldgefühle, Hilflosigkeit und generalisierte Ängste als Folge des erlebten Kontrollverlusts, in einer Gründlichkeit und Nachhaltigkeit bearbeitet worden waren, die weder beim „Durcharbeiten" auf tiefenpsychologischer Basis noch bei kognitiven und verhaltenstherapeutischen Techniken möglich war.

Aus diesen Gründen erschien es naheliegend und gerechtfertigt, kognitiv-behaviorale Behandlungsansätze mit EMDR zu kombinieren und damit ein umfassendes und in eine verhaltenstherapeutische Gesamtstrategie eingebettetes Behandlungskonzept zu konzipieren. Das siebenstufige kognitiv-behaviorale Behandlungskonzept (SBK) wurde auf der Basis langjähriger praktischer Erfahrungen entwickelt; es kombiniert verschiedene bewährte Vorgehensweisen.

Seit der Erstveröffentlichung der ersten Auflage dieses Buches sind 12 Jahre vergangen. Damals wurde dieses Manual in erster Linie für Monotraumatisierte konzipiert, also für Betroffene von einmaligen, kurz dauernden Traumatisierungen, die durch akute Lebensgefahr, Plötzlichkeit und Überraschung gekennzeichnet sind (Trauma Typ-I nach Terr, 1989). Es wurde in zahlreichen Schulungen im In- und Ausland an Kolleginnen vermittelt; inzwischen führen hunderte Psychotherapeutinnen mit diesem Konzept effektive Traumatherapien im ambulanten Setting durch. Auch Traumastationen verschiedener Kliniken arbeiten im stationären Bereich mit diesem Konzept.

In den S3-Leitlinien der AWMF zur Behandlung der posttraumatischen Belastungsstörung wurde das siebenstufige Behandlungskonzept 2011 als beispielhaft für einen Gesamtbehandlungsplan benannt, in dem verschiedene Methoden miteinander kombiniert werden und mehrstufig vorgegangen wird (Flatten et al., 2011).

Bei vielen Psychotherapeutinnen besteht das Vorurteil, konfrontative, aufarbeitende Traumatherapie jenseits von ausschließlichen Stabilisierungsmaßnahmen sei für traumatisierte Patientinnen besonders schwierig und mit einem hohen Risiko der Destabilisierung und Retraumatisierung verbunden. Zusammen mit der Befürchtung oder auch Erfahrung, dass Traumatherapie für Therapeutinnen sehr belastend sein kann und oft Gefühle von Hilflosigkeit, Überforderung und Ohnmacht erzeugen, scheuen sich Kolleginnen oft, traumatisierte Patientinnen aufzunehmen bzw. konsequent mit ihnen an deren erlittenen Traumata zu arbeiten.

Mit dem SBK liegen klar strukturierte Arbeitsmaterialien vor, die praktisch tätigen Therapeutinnen Sicherheit für das therapeutische Vorgehen geben und den Patientinnen die Möglichkeit eröffnen, intensiv an ihren Traumathemen zu arbeiten. Für eine effektive Traumatherapie benötigen Therapeutinnen unbedingt ein Werkzeug, mit dem sie arbeiten können. Ohne ein solches entsteht bei den Therapeutinnen häufig eine Hilflosigkeit, geprägt von empathischem Mitgefühl für die erlebten Qualen der Patientinnen. Dieses Mitgefühl ist zwar eine notwendige, jedoch keinesfalls hinreichende Voraussetzung für eine erfolgreiche Traumatherapie. Das SBK ermöglicht der Therapeutin eine klare Orientierung darauf, was jeweils als nächstes zu tun ist, und erfordert von ihr eine Arbeitshaltung, die ein Gefühl der Handlungsfähigkeit auch in schwierigen Situationen gibt. Dadurch sind auch eigene Emotionen, die durch die Traumaschilderungen entstehen, deutlich besser zu kontrollieren.

Patientinnen, die mit diesem Konzept behandelt wurden und vorher häufig nur die Erfahrung gemacht haben, ausschließlich mit Stabilisierungsübungen behandelt worden zu sein, geben nahezu einhellig positive Rückmeldungen zur SBK-orientierten Therapie. Oft gehörte Aussagen von Patientinnen in den Therapien sind „Eigentlich habe ich es immer gewusst, dass es nur den Weg der Auseinandersetzung mit den traumatischen Erfahrungen geben kann".

Dieser Satz trifft gleichermaßen für Therapeutinnen zu. Mich (GP) hat es immer ganz besonders gefreut, wenn ich auf Kongressen oder Fortbildungsveranstaltungen ehemalige Teilnehmerinnen der SBK-Trainingskurse getroffen habe, die mir begeistert berichteten, dass sie jetzt sehr gerne Traumatherapien durchführen und dass es „tatsächlich funktioniert".

Ein Manko des bisherigen Behandlungsmanuals war, dass nicht klar war, ob und wie damit auch komplex Traumatisierte (Typ-II-Traumatisierte) behandelt werden können. Das nun vorliegende Manual widmet diesem Bereich besondere Aufmerksamkeit. Es werden Möglichkeiten aufgezeigt, auf welche Weise mit dem siebenstufigen Behandlungskonzept auch mit komplex traumatisierten Patientinnen gearbeitet werden kann. Einige Fallbeispiele sollen das verdeutlichen. Indikationen und Kontraindikationen zu diesem Thema werden ausführlich reflektiert und Handlungsempfehlungen werden gegeben.

Da natürlich auch mit gutem Arbeitsmaterial, das vor Orientierungslosigkeit und Hilflosigkeit schützt, die Arbeit mit Traumatisierten belastend für die Therapeutinnen ist, werden auch einige einfache, aber wirksame Psychohygiene-Maßnahmen für Traumatherapeutinnen vorgestellt.

Neben der rein wissenschaftlichen Darstellung der Erkenntnisse der Traumatherapie aus den letzten drei Jahrzehnten, auf denen die sieben Stufen des Behandlungskonzepts fußen, soll meine persönliche Erfahrung aus diesem Bereich den Stil des Buches prägen.

Ich bin seit 32 Jahren im Bereich Traumatherapie tätig und habe eine Vielzahl von praktischen Erfahrungen in verschiedensten Bereichen der Psychotraumatologie gesammelt, von denen die Leserinnen für ihre praktische Arbeit profitieren können. Das sind neben ungezählten Einzeltherapien mit mono- wie komplex traumatisierten Patientinnen vor allem die oben genannten Großschadensereignisse. Daneben habe ich jahrelang als Vertreter des Berufsverbandes Deutscher Psychologen im „Standing Committee on Crisis and Disaster" der EFPA (European Federation of Psychologists' Associations) internationale Erfahrungen durch den Austausch mit europäischen Kolleginnen und die gemeinsame Auswertung internationaler Katastrophen und Terrorakte gesammelt. Auch die dort gemachten Erkenntnisse sind in das Behandlungskonzept SBK mit eingeflossen.

In dieser Auflage „Traumatherapie in sieben Stufen" werden verschiedene Beispiele von außergewöhnlichen Traumaschicksalen beginnend mit der Unfassbarkeit über das erlittene Leid der Menschen und dem Gefühl, damit nicht weiter leben zu können, bis zum Aufbau einer neuen Lebensperspektive nach einer Therapie mit dem Behandlungskonzept SBK beschrieben. Dadurch wird das therapeutische Vorgehen der verschiedenen Schritte verdeutlicht und nachvollziehbar.

Wesentliches Merkmal und das Ziel des Buches ist,

- psychologischen und ärztlichen Psychotherapeutinnen „Werkzeug" in die Hand zu geben, um im schwierigen Bereich der Traumatherapie erfolgreich arbeiten zu können (durch die genaue Beschreibung der sieben Stufen),
- im Gegensatz zu der in der Therapeutinnenschaft weit verbreiteten Grundhaltung, Traumatherapie sei ausgesprochen schwierig und besonders bei komplex Traumatisierten zu riskant, weil Retraumatisierungen zu befürchten seien, die Motivation zu stärken, mit dem Gefühl der Machbarkeit die schwer leidenden Traumapatientinnen (mit Freude) zu behandeln.

# 2 Theoretische Grundlagen

## 2.1 PTBS und komplexe PTBS

Traumatische Ereignisse können nach verschiedenen Gesichtspunkten geordnet werden. Ein bewährtes Schema ist die Unterscheidung in menschlich verursachte vs. zufällige Traumata, kurzfristige (Typ-I) vs. langfristige (Typ-II) Traumata und medizinisch bedingte Traumata (Maercker, 2019). Trotz der Vielfalt möglicher Traumatisierungen (Naturkatastrophen, Vergewaltigungen, Autounfälle etc.) zeigte sich bei Untersuchungen an großen Stichproben ähnliche Symptomprofile bei den Betroffenen (Davidson & Foa, 1993), sodass von einem einheitlichen Störungsbild ausgegangen (PTBS) wurde. Weitere Untersuchungen zeigten jedoch, dass zeitlich langanhaltende, interpersonale Typ-II-Traumata deutlich häufiger zu komplexen klinischen Symptomen und schwereren psychischen Beeinträchtigungen führten als die anderen Formen. Herman (1992) schlug den Begriff „Complex PTSD" als eine weitere diagnostische Einheit vor. Diese Befunde werden jetzt in der neuen ICD-11 mit der Einführung der komplexen posttraumatischen Belastungsstörung berücksichtigt.

Die neuen Störungskategorien bieten Praktikerinnen und Forscherinnen die Möglichkeit, Störungen spezifisch für bestimmte Typen von Belastungen und dem klinischen Bild entsprechend zu kodieren sowie entsprechende Interventionen abzuleiten (Augsburger & Maercker, 2018). In der Kategorie „Spezifisch belastungsbezogene psychische Störungen" der ICD-11 werden die im vorliegenden Manual behandelten Störungen „posttraumatischen Belastungsstörung" (PTBS) und „komplexe PTBS" beschrieben.

Die wichtigsten Veränderungen gegenüber der ICD-10 seien im folgenden Kasten kurz zusammengefasst.

**Posttraumatische Belastungsstörung (PTBS) im ICD-11 (6B40)**

Die drei Kernsymptome „Wiedererleben in Hier-und-Jetzt-Qualität", „Bewusste Vermeidung von Gedanken oder Aktivitäten, die an das Ereignis erinnern" und „ein anhaltendes Gefühl einer aktuellen Bedrohung gekennzeichnet durch Überwachsamkeit oder eine erhöhte Schreckreaktion" bleiben bestehen. Das Traumakriterium wird im ICD-11 allerdings weiter gefasst. Nach wie vor wird für die Diagnose der PTBS das Erleben eines extrem bedrohlichen und entsetzlichen Ereignisses bzw. eine Serie von Ereignissen verlangt. Der in der ICD-10 vorhandene Zusatz „das nahezu bei jedem tiefgreifende Verzweiflung auslösen würde" wurde gestrichen. Im Hinblick auf die erheblichen interindividuellen Bewertungen eines Traumas scheint die neue Definition sinnvoll. Einige Symptomkriterien wurden ebenfalls verändert. So wurde auf unspezifische Symptome wie Konzentrationsstörungen und Ein- und Durchschlafstörungen verzichtet. Dies soll nach Brewin et al. (2017) dazu dienen, die PTBS von anderen Belastungsstörungen besser abzugrenzen. Auch das Zeitkriterium ist weniger restriktiv. Musste im ICD-10 die Symptomatik noch innerhalb von 6 Monaten nach dem Ereignis auftreten, müssen die Symptome im ICD-11 lediglich mindestens über einige Wochen persistieren.

**Komplexe posttraumatische Belastungsstörung (kPTBS) im ICD-11 (6B41)**

Die neue Diagnose soll die komplexen klinischen Symptome beschreiben, die nach besonders schwerwiegenden und andauernden, meist interpersonalen Belastungen auftreten und die durch die Diagnosekriterien der PTBS nur unzureichend abgedeckt sind (Augsburger & Maercker, 2018). Die komplexe PTBS kann als Folge eines oder einer Serie von extrem bedrohlichen und schrecklichen Ereignissen entstehen. Typisch sind langanhaltende oder sich wiederholende Ereignisse, aus denen Flucht nur schwer oder unmöglich ist, wie z. B. Folter, Sklaverei, Genozid, anhaltende häusliche Gewalt und physische und sexualisierte Gewalt in der Kindheit (WHO, 2019). Neben den drei Kernsymptombereichen der PTBS Wiedererleben, Vermeidung und Bedrohungserleben müssen für die Erfüllung der Diagnose der komplexen PTBS zusätzlich folgende Bereiche, die die Selbstorganisation betreffen, deutlich betroffen sein.

Schwierigkeiten in der Affektregulation: Die Betroffenen sind häufig leicht erregbar, reagieren plötzlich, heftig und können sich nur schwer wieder beruhigen. Probleme zeigen sich häufig in der Regulation von Aggression und Wut. Darüber hinaus sind Schwierigkeiten bei der Affektregulation häufig mit selbstschädigenden Verhaltensweisen und einer Ausbildung von dissoziativen Phänomenen verbunden.

Negatives Selbstkonzept (Überzeugung, wertlos, schwach und beschädigt zu sein); gestörtes Identitätsgefühl; ausgeprägte Überzeugung, etwas falsch gemacht zu haben; sowie permanente Gefühle von Schuld und Scham.
Interpersonelle Probleme: Häufig zeigen sich Schwierigkeiten, zwischenmenschliche Beziehungen einzugehen und aufrechtzuerhalten. Partnerschaften werden als problematisch erlebt und sind kaum mit Zufriedenheit und Befriedigung verbunden.

Zur Behandlung der PTBS liegen verschiedene psychotherapeutische Interventionen vor, die in kontrollierten Therapiestudien untersucht worden sind. Neuere Metaanalysen zeigen, dass eine Reihe von Verfahren wirksam in der Behandlung von klassischer PTBS sind (Cusack et al., 2016). Für die Bewertung von Behandlungsmethoden der komplexen PTBS liegen noch keine ausreichenden Daten vor. Cusack und Kollegen (2016) wiesen in einer methodisch hochwertigen Metaanalyse hohe Effektstärken für unter anderem Expositionstherapie, Kognitive Therapie und Eye Movement Desensitization and Reprocessing (EMDR) nach. Die aktuellen S3-Leitlinien der posttraumatischen Belastungsstörung (Schäfer et al., 2019) fassen diese Verfahren zusammen und beschreiben, dass traumafokussierte Interventionen die Behandlung erster Wahl sind (höchster Empfehlungsgrad und Evidenzstärke). Bei diesen Verfahren steht die Reduktion der PTBS-Symptomatik im Mittelpunkt der Behandlung. Die Schwerpunkte liegen auf der Verarbeitung der Erinnerung an das traumatische Ereignis und seiner Bedeutung (Bisson, Ehlers, Matthews, Pilling, Richards & Turner, 2007). Außerdem wird in diesen Ansätzen die eigene Bewertung des Erlebten betont. Insbesondere wird der wahrgenommenen Schuld und Verantwortung für das traumatische Ereignis eine besondere Rolle beigemessen. Als zentrale Techniken werden imaginative Exposition in Bezug auf die Traumaerinnerung, narrative Exposition, Exposition in vivo und/oder kognitive Umstrukturierung in Bezug auf traumabezogene Überzeugungen eingesetzt. Zu den am besten untersuchten spezifischen Ansätzen gehören die prolongierte Exposition (Foa, Dancu, Hembree, Jaycox, Meadows & Street, 1999), die kognitive Verarbeitungstherapie (König et al., 2012), Kognitive Therapie nach Ehlers und Clark (Ehlers, 1999), Narrative Expositionstherapie (Schauer, Elbert & Neuner, 2011) und Kombinationen aus expositionsbasierten und kognitiven Ansätzen (Maercker, Zöllner, Menning, Rabe & Karl, 2006). Die Ansätze unterscheiden sich unter anderem in der Betonung und Umsetzung expositionsorientierter vs. kognitiver Techniken (siehe Schäfer et al., 2019).

EMDR (z. B. Hofmann, 2014) ist eine Intervention zur konfrontativen Bearbeitung traumaassoziierter Symptome. Die Taumaexpositionsphasen werden von rhythmischen, durch die Therapeutin mit der Hand geführten Augenbewegungen begleitet. Dem generellen Anspruch des EMDR, mit nur wenigen Sitzungen die PTBS-Symptomatik zu beseitigen (Shapiro, 2018), steht das Bedürfnis vieler Traumatisierter nach einer Reflexion und Bearbeitung der Traumafolgen gegenüber. Dafür ist eine konstante, stabile Therapeutin-Patientin-Beziehung nötig, in der weitere Therapieelemente zum Einsatz kommen. Aus diesen Gründen sollte EMDR als ein Baustein in einen Gesamtbehandlungsplan integriert sein. Auf diese Weise lassen sich auch dem in der Praxis häufig beobachtbaren Problem Rechnung tragen, dass Patientinnen unterschiedlich gut auf verschiedene Interventionen ansprechen. Die Kombination von traumafokussierter kognitiver Verhaltenstherapie und EMDR ermöglicht, einer größeren Anzahl von Patientinnen gerecht zu werden und bei jeder Patientin eine umfassende Bearbeitung der Traumasymptomatik auf kognitiver, emotionaler, physiologischer und Verhaltensebene zu gewährleisten.

## 2.2 Neuropsychologische Aspekte mit Relevanz für das SBK

In den vergangenen Jahren wurden bedeutende Fortschritte in dem wissenschaftlichen Verständnis der PTBS erzielt. Dies gilt insbesondere für Veränderungen in neuronalen Netzwerken und damit einhergehenden Veränderungen kognitiver Funktionen. Eine komplette Ausarbeitung kann hier nicht erfolgen, vielmehr geht es darum, grundlegende Zusammenhänge mit besonderer Relevanz für die Behandlung der PTBS für praktisch tätige Psychotherapeutinnen nachvollziehbar zu machen. Für einen umfassenden deutschsprachigen Überblick sei auf Henning-Fast und Markowitsch (2010) verwiesen.

Kognitive Defizite sind ein zentraler Bestandteil der PTBS; in den diagnostischen Kriterien werden folgende Merkmale genannt: unkontrolliertes und ungewolltes Erinnern traumatischer Erlebnisse (Intrusionen), gestörtes Erinnern an Teilaspekte (Amnesien), Konzentrationsschwierigkeiten und Fokussierung der Aufmerksamkeit auf potentiell bedrohliche Stimuli.

Querschnittstudien haben wiederholt gezeigt, dass die PTBS mit Defiziten in den Bereichen Lernen und Gedächtnis, Aufmerksamkeit, Arbeitsgedächtnis und Exekutivfunktionen assoziiert ist (Metaanalysen: Brewin, Kleiner, Vasterling &

Field, 2007; Scott et al., 2015). Diese Defizite sind klinisch relevant, da sie mit negativen beruflichen Folgen verbunden sind (Geuze, Vermetten, Kloet, Hijman & Westenberg, 2009) und die Wirksamkeit kognitiv-verhaltenstherapeutischer Behandlung beeinflussen (Falconer, Allen, Felmingham, Williams & Bryant, 2013).

Man geht davon aus, dass zentrale Symptome der PTBS, wie dissoziative Amnesien und intrusives Wiedererleben, durch eine Störung der Informationsverarbeitung entstehen: Das traumatische Erlebnis wird implizit abgespeichert, doch die explizite Weiterverarbeitung scheitert (van der Kolk & Fisler, 1995; Wessa & Flor, 2002). Sensorische Informationen werden nicht in ein verbales Narrativ des Erlebten eingebettet und können daher auch unbewusst getriggert werden. Sprache wird bei den meisten Menschen überwiegend in der linken Gehirnhälfte verarbeitet. Dazu passend wurde bei Personen mit PTBS eine geringe linkshemisphärische Aktivierung bei dem Erinnern traumatischer Erlebnisse beschrieben (Lanius et al., 2004).

Schon länger ist bekannt, dass Stress und PTBS mit Volumenminderung im Hippocampus assoziiert sind (Bremner et al., 2003; De Bellis, Hall, Boring, Frustaci & Moritz, 2001). Ein wichtiger Auslöser dieser Studien waren Befunde aus tierexperimentellen Studien, die strukturelle und funktionelle Änderungen im Hippocampus als Folge von chronischem Stress zeigten (Leuner & Shors, 2013; Sapolsky, Uno, Rebert & Finch, 1990). Frühere Modelle gingen davon aus, dass Traumaexposition bzw. PTBS zu einer Schädigung des Gehirns und dadurch zu einer Beeinträchtigung kognitiver Funktionen führt. Im Gegensatz zu dieser Erklärung, die die Volumenminderung als Ergebnis („state") einer Traumatisierung bzw. von starkem und anhaltendem Stresserleben sieht, zeigen andere Untersuchungen, dass genetisch bedingte volumengeminderte Hippocampi einen Risikofaktor („trait") für die Ausbildung einer PTBS darstellen (Gilbertson et al., 2002). Vasterling und Brewin (2005) schlugen eine bidirektionale Beziehung zwischen Hippocampus-Integrität und PTBS vor: Subtile kognitive Schwächen, die bereits vor dem traumatischen Ereignis bestehen, entwickeln sich zu leichten kognitiven Defiziten als Folge der Veränderungen in neuronalen Netzwerken mit dem Beginn einer PTBS.

Da der Hippocampus eine zentrale Rolle bei der Speicherung expliziter Gedächtnisinhalte spielt (Piefke & Fink, 2005; Tulving & Markowitsch, 1998), fokussierten frühe Studien zur Neurokognition der PTBS auf episodische Gedächtnisleistungen. Seitdem konnten Defizite verbal-episodischer Gedächtnisleistungen bei der PTBS (Bremner et al., 1993; Johnsen & Asbjørnsen, 2008) sowie Assoziationen zwischen reduziertem Hippocampus-Volumen und Defiziten bei episodischen Gedächtnisleistungen (Twamley et al., 2009) gezeigt werden.

Studien, die die verschiedenen Phasen der Informationsverarbeitung innerhalb der Gedächtnisbildung berücksichtigen, zeigen bei der PTBS eine Störung des initialen Lernens, eine geringe Vergessensrate und verbesserte Leistungen im gestützten Wiedererkennen im Vergleich zum freien Abruf (Cohen et al., 2013). Gedächtnisprobleme bei der PTBS scheinen also z. T. durch Schwierigkeiten bei strategischen Enkodierungs- und Abrufleistungen bedingt; dies weist auf die Beteiligung präfrontaler Netzwerke hin (Brewin, Kleiner, Vasterling & Field, 2007). Dazu passend wurde gezeigt, dass die PTBS mit Defiziten weiterer kognitiver Funktionen assoziiert ist, die sich ebenfalls auf die Integrität präfrontaler Netzwerke stützen, darunter die Inhibition automatischer Reaktionen (Casada & Roache, 2005) und die Geschwindigkeit der Informationsverarbeitung (Cohen et al., 2013; Twamley et al., 2009).

In funktionellen Bildgebungsstudien wurden zahlreiche Aktivierungsänderungen bei der PTBS beschrieben. In einer Metaanalyse beschrieben Hayes, Hayes und Mikedis (2012) Hyperaktivität im anterioren Cingulum, im supplementärmotorischen Areal und im Gyrus temporalis superior. Diese Gebiete sind Teil eines „Salienz-Netzwerks", das Informationen von persönlicher Relevanz verarbeitet (Downar, Crawley, Mikulis & Davis, 2002). Das Salienz-Netzwerk beteiligt sich an der Bewertung von Stimuli und hilft bei der Entscheidung, ob diese aufgesucht oder vermieden werden sollen. Bei Vorliegen einer PTBS könnte sich diese Überfunktion in einer bevorzugten Verarbeitung verschiedener salienter Stimuli äußern. Durch die ständige Beobachtung der Umgebung fehlen dann kognitive Ressourcen für zielgerichtetes, planvollen Handelns (Hayes et al., 2012). Dies ist vereinbar mit dem Befund, dass bei PTBS-Patientinnen die Arbeitsgedächtnisleistung nicht nur von traumaassoziierten, sondern auch von neutralen Stimuli beeinflusst wird (Morey et al., 2009).

Eine im Vergleich zu Kontrollpersonen geringere Aktivität wurde besonders robust im ventromedialen präfrontalen Cortex (vmPFC) beschrieben. Diese Region spielt eine entscheidende Rolle in der Emotionsregulierung und überwacht und beeinflusst die Aktivität der Amygdala (Motzkin, Philippi, Wolf, Baskaya & Koenigs, 2015). Eine Überaktivität der Amygdala wurde just in den Studien gefunden, die auch eine reduzierte Aktivität des vmPFC darstellen konnten. Hayes et al. (2012) schlussfolgerten, dass die PTBS durch Veränderungen in neuronalen Netzwerken zur Angstkonditionierung verstanden werden kann: Die erhöhte Aktivität in der Amygdala ermöglicht die bevorzugte Verarbeitung bedrohlicher Inhalte, während der präfrontale Cortex seine dämpfende und kontrollierende Wirkung nicht entfalten kann. Dazu passt auch der Befund, dass PTBS-Patientinnen eine Hinwendung der Aufmerksamkeit zu traumarelevanten und anderen emotionalrelevanten Stimuli (gemessen über längere Reaktionszeiten) zeigen (Zinchenko et al., 2017). Darüber hinaus sorgt die eingangs beschriebene Beeinträchtigung des Hippocampus dafür, dass die Einordnung in den räumlich-zeitlichen Kontext erschwert wird und damit die Unterscheidung zwischen sicherer vs. bedrohlicher Umgebung nicht gelingt (Hayes et al., 2012).

Die geschilderten Erkenntnisse können für die psychotherapeutische Behandlung genutzt werden: Aus neuropsychologischer Sicht sollte die Stärkung der präfrontalen Kontrolle gefördert werden. In der Praxis kann dies bedeuten, dass durch die Stärkung inhibitorischer Kontrollprozesse automatisierte Reaktionen zu beeinflussen oder die kognitive Neubewertung negativ besetzter Inhalte zu fördern sind. Darüber hinaus sollte die bei PTBS-Patientinnen überaktive Amygdala gehemmt werden. Die Amygdala reagiert vor allem auf neue Reize, daher kann eine Behandlung, die sensorische Informationen in ein kognitiv kontrolliertes Narrativ einbettet und durch Wiederholung bekannt macht, hier Erfolge bewirken. Die gezielte Aktivierung präfrontaler und linkshemisphärischer sprachlicher Gebiete bei der Bearbeitung traumatischer Inhalte ist hierbei wichtig.

Diese neuropsychologischen Forschungsergebnisse sind in folgenden Phasen des SBK berücksichtigt:

- Phase 1 – Stabilisierung: Durch Achtsamkeitsübungen wird der präfrontale Cortex gestärkt, überschießende Reaktionen der Amygdala nehmen ab.
- Phase 2 – Erklärung des Therapierationals: Der präfrontale Cortex wird aktiviert.
- Phase 3 – KTE:
  - Durch die Aufgabe, sich an kleine Details zu erinnern (z. B.: „Welche Farbe hatte der Pullover des Täters?“) wird der präfrontale Cortex gestärkt und der Hippocampus und sprachrelevante Gebiete der linken Gehirnhälfte werden aktiviert
  - Durch konsequentes Anwenden der „emotionalen Schleife“ (siehe Kap. 5.3.2.1) wird die überaktive Amygdala gehemmt.
- Phase 4 – Exposition in sensu: Durch das häufig wiederholte Lesen des Traumadrehbuchs bzw. dem Zuhören, wenn die Therapeutin es liest (siehe Kap. 5.4.2), werden sensorische Informationen in ein kognitiv kontrolliertes Narrativ eingebettet und durch Wiederholung bekannt gemacht. Auch dadurch wird die überaktive Amygdala gehemmt.
- Phase 5 – EMDR: Durch die Umwandlung der negativen Kognition über sich selbst nach Neutralisation von deren emotionaler Relevanz in eine positive Kognition (siehe Kap. 5.5.2) wird die kognitive Neubewertung negativ besetzter Inhalte gefördert.

- Phase 6 – Exposition in vivo: Die kognitive Kontrolle über den Ort wird entwickelt, die starke Aktivierung der Amygdala wird gehemmt durch das Erkennen, dass nicht der Ort an sich gefährlich ist, und durch die körperliche Habituation.

# 3 Erweiterung des SBK für komplexe PTBS: das Clustern

Das *siebenstufige Behandlungskonzept (SBK)* beinhaltet die oben dargestellte Kombination von traumafokussierter kognitiver Verhaltenstherapie und EMDR. Das bisherige Konzept dieser Traumatherapie in sieben Stufen war jedoch nur für Typ-I-Traumata konzipiert. In der Weiterentwicklung ist es möglich, auch Typ-II-Traumata bzw. komplexe PTBS mit dem SBK zu behandeln. Dazu werden die erlebten Traumen inhaltlich geordnet und zu sogenannten Clustern zusammengefasst.

## Wenn über das Trauma nicht gesprochen wird

Komplex traumatisierte Patientinnen haben in der Regel so viele unterschiedliche Traumata erlebt, dass sie selbst das Gefühl haben, ein großes, unüberwindbares Chaos und Wirrwarr von belastenden und angstmachenden schrecklichen Erlebnissen in sich zu tragen, vor denen sie sich schützen müssen. Wenn die Erinnerung an eines dieser Ereignisse durch Auslösereize getriggert wird, ist es nicht nur dieses eine Ereignis, was sie quält, sondern die Belastung aller anderer traumatischer Erlebnisse schwingt mit. Das führt zu einem starken körperlichen und seelischen Leidensdruck, der kaum auszuhalten ist und häufig zu Vermeidung und Dissoziation als inadäquate Lösungsstrategie führt und langfristig den Leidensdruck erhöht.

Vor einem ähnlichen Überforderungsgefühl stehen häufig die Therapeutinnen, da sie glauben, dass die Macht der vielfältigen Traumaerfahrungen ihrer Patientinnen für diese und für sie selbst zu stark ist, um sie vor Retraumatisierungen zu bewahren. Aufgrund dieser Voraussetzung bei der Patientin und Therapeutin kommt es in vielen Fällen zu einem sich unbewusst ergebenden und unausgesprochenen Pakt zwischen beiden Parteien, nicht im Detail über die Traumatisierungen zu sprechen. Auch Patientinnen fühlen sich oftmals als zu instabil dafür. Aus der Überlegung, die inhaltliche Bearbeitung auf später zu verlegen, dauern Stabilisierungsphasen als therapeutische Maßnahmen häufig lange und in unseren Augen viel zu lange an. Wie oben bereits dargelegt, werden so die an und für sich sinnvollen und notwendigen Stabilisierungsübungen mit den Patientinnen zu Vermeidungsstrategien. In unserem Praxisalltag haben wir es öfters erlebt, dass Patientinnen in die Sprechstunde kamen, die in jahrelangen Therapiesitzungen sowohl ambulant als auch stationär ausschließlich mit Stabilisierungsübungen behandelt wurden und deren Angst vor einer inhaltlichen Bearbeitung ihrer Traumata daher stetig gewachsen war.

## Das Clustern

Einen Ausweg aus diesem Dilemma eröffnet die Vorgehensweise des Clusterns. Damit soll in der Regel in einer relativ frühen Phase der Therapie begonnen werden. Je nach Einschätzung der notwendigen Stabilität durch die Therapeutin (siehe Kriterien in Kap. 4), kann dies im Anschluss an die Vermittlung des Therapierationals erfolgen, wahlweise während der Phase der Stabilisierungsübungen oder spätestens im Anschluss daran.

Der Begriff des Clusters ist aus der Mengenlehre entlehnt und meint in unserem Zusammenhang eine Menge von erlebten Belastungen mit gleichen Kennzeichen, die von anderen Belastungen mit anderen Kennzeichen zu unterscheiden ist. Beispielsweise könnte das erste Cluster die häufig erlebte emotionale Kälte der Mutter und deren Bestrafungen sein, das zweite Cluster der mehrfache sexuelle Missbrauch durch den Partner der Mutter.

Die Clusterarbeit gestaltet sich wie folgt: Den Patientinnen soll erklärt werden, dass wir uns einen Überblick darüber verschaffen möchten, welche (außergewöhnlichen) Belastungen es in deren Leben gegeben hat, um sie besser verstehen zu können. Es ist ratsam, von Belastungen und nicht von Traumatisierungen zu sprechen, damit die Patientinnen nicht nur die allerschlimmsten Ereignisse thematisieren. Graphisch wird diese Arbeit am besten an einem großen Flip-Chart geleistet. Wenn wir aus den bisherigen Sitzungen wissen, dass es beispielsweise den mehrfachen sexuellen Missbrauch durch den Freund der Mutter gegeben hat, zeichnen wir einen Clusterkreis „sexueller Missbrauch durch den Freund der Mutter“. Anschließend fragen wir nach dem Alter der Patientin, in dem der Missbrauch geschah, und schreiben auch dieses dazu (z.B. vom 11. bis 15. Lebensjahr). Nun fordern wir die Patientin auf, weitere solche Belastungen zu benennen und als Cluster auf das Blatt zu zeichnen. Auf diese Weise werden bei der Patientin

Prozesse angestoßen, nach den entscheidenden Belastungen in ihrem Leben zu suchen. Dieses fällt ihr durch die Technik des Auf-ein-Flip-Chart-Schreibens mit dem Gedanken „Dann ist dieses und jenes passiert", also zu externalisieren, leichter, als wenn sie in einem anamnestischen Gespräch formulieren müsste „Mir sind diese schrecklichen Dinge widerfahren" oder „Ich leide unter". Bei der letzteren Formulierung wird stärker die emotionsgeladene Innenschau aktiviert und Angst, Ekel und Panik erzeugt, die eher zu Vermeidung und Dissoziation führen.

Durch die aktive Handlung des Zeichnens mit einem Filzstift auf das Flipchart dagegen und durch das haptische Gefühl, den Stift in der Hand zu halten, behält die Patientin eine gewisse Kontrolle, die sie weitgehend vor Dissoziationen schützt. Die Therapeutin hält sich in dieser Phase mit Kommentaren oder Erklärungen zurück, unterstützt lediglich durch die Frage, was es sonst noch gegeben hat, vermittelt aber durch ihre jederzeit zugewandte und akzeptierende Haltung eine für die Patientin wichtige Sicherheit.

Häufig ist es Patientinnen dadurch möglich, Traumata in ihrem Leben aufzuspüren und zu benennen, die sie bis dato teilweise oder vollständig verdrängt hatten oder über die sie sich nie mit einer anderen Person zu reden trauten.

**Beispiel für gemeinsame Clusterarbeit**

Eine Frau Mitte 30, tätig als Altenpflegerin, kommt nach Anmeldung durch eine Mitarbeiterin des Frauenhauses mit dem Wunsch, die häusliche Gewalt durch ihren Ehemann zu bearbeiten, vor dem sie mit ihren zwei Kindern ins Frauenhaus geflüchtet ist. Sie macht einen sehr belasteten Eindruck. Sie gibt an, dass sie Szenen von Gewalt durch ihren Mann häufig wiedererlebt und Horrorträume von sie quälenden Monstern hat. Sie wirkt insgesamt sehr angespannt und nervös.

In der Clusterarbeit wird das Thema „Gewalt durch den Ehemann" als erstes Cluster aufgezeichnet. Auf behutsames Nachfragen, ob es sich immer um die gleichen Misshandlungen handelte, gibt sie an, dass es entweder brutale Schläge gab, bei denen sie am Schluss blutend und weinend, manchmal sogar bewusstlos am Boden lag, bis er von ihr abließ. Andere Male waren es weniger harte Schläge, dafür kam es zu sexueller Gewalt und vaginalen Vergewaltigungen. Und es gab verbale Bedrohungen, sie zusammenzuschlagen, wenn sie nicht „seine perversen sexuellen Wünsche" erfüllen würde. Dabei fanden orale und anale Vergewaltigungen statt sowie Penetration mit Gegenständen. Aus dieser Schilderung ergeben sich drei Cluster. Die Altersspanne war von 30 bis 36. Auf

die Frage der Therapeutin, welche weiteren schlimme Dinge es in ihrem Leben gab, reagiert sie zunächst mit Kopfschütteln und fragt zurück, ob das denn nicht genug sei? Nach dem Hinweis der Therapeutin, sie habe ja angegeben, „keine so schöne Kindheit" gehabt zu haben, benennt sie weitere in Clustern darstellbare Belastungen. Ein Cluster ist, dass sie im Alter von 9 bis 12 oft mit ansehen musste, wie der Vater die Mutter schlug, und dass sie immer schon unter der emotionalen Kälte der Mutter gelitten habe, von der sie als Kind häufig durch Einsperren im Keller bestraft wurde.
Als sie das Flipchart aus einiger Entfernung anschaut, fällt ihr noch etwas ein. Ihr 3 Jahre älterer Cousin habe sie oft angefasst und sie zu „sexuellen Spielchen" gedrängt im Alter von 11 bis ca. 14. Daran habe sie gar nicht mehr gedacht. Und schließlich gibt sie eine Vergewaltigung durch einen Nachbarn mit 16 Jahren an, die habe sie vollkommen vergessen, das komme ihr jetzt wieder hoch. Somit ergeben sich am Ende sieben Cluster. Im Anschluss wird die Patientin gebeten, mit einem roten Marker in jedes Cluster Kreuze zu malen, eins für jedes erlebte Ereignis. Bei den Schlägen bis zur Bewusstlosigkeit kann sie sich genau an fünf Ereignisse erinnern, sie malt fünf Kreuze in das Cluster. In die Cluster „emotionale Kälte der Mutter", „Vater schlug die Mutter", „Schläge durch Partner mit Vergewaltigung" und „Zwang zu perverser Sexualität" soll sie so viele rote Kreuze malen, wie es für sie gefühlt gewesen war, da sie die genaue Anzahl dazu nicht weiß. Beim Cluster „Übergriffe durch Cousin" trägt sie sechs Kreuze ein, bei der Vergewaltigung eins (siehe **Abb. 3-1**).
Im Anschluss daran und der gemeinsamen Betrachtung der Cluster kann die Therapeutin zwei Dinge herausarbeiten: Erstens kann sie ihr Verständnis dafür äußern, dass die Patientin psychisch so leidet, wie sie es tut. Andererseits kann sie aber auch betonen, dass es doch erstaunlich ist, dass sie trotz all dieser schweren Belastungen in ihrem Leben viel geschafft hat. Sie hat eine Ausbildung als Altenpflegerin gemacht, hat zwei Kinder großgezogen, zu denen sie eine gute Beziehung hat, sie hat ein gutes Verhältnis zu zwei Freundinnen und sie hat es geschafft, sich von ihrem gewalttätigen Mann zu lösen. Die Therapeutin kann äußern, dass das von einer psychischen Stärke zeugt, die ihr bei der Bearbeitung der erlebten Traumata hilfreich sein wird.

Für die Patientinnen entsteht bei der Betrachtung der geleisteten Cluster-Arbeit oft eine vollkommen veränderte Sichtweise auf ihr bisheriges Leben und ihre Traumageschichte. Hatten sie vorher noch das Gefühl eines unüberwindbaren und total ungeordneten Chaos, fühlt es sich nun für sie klarer an. Sie können mehr

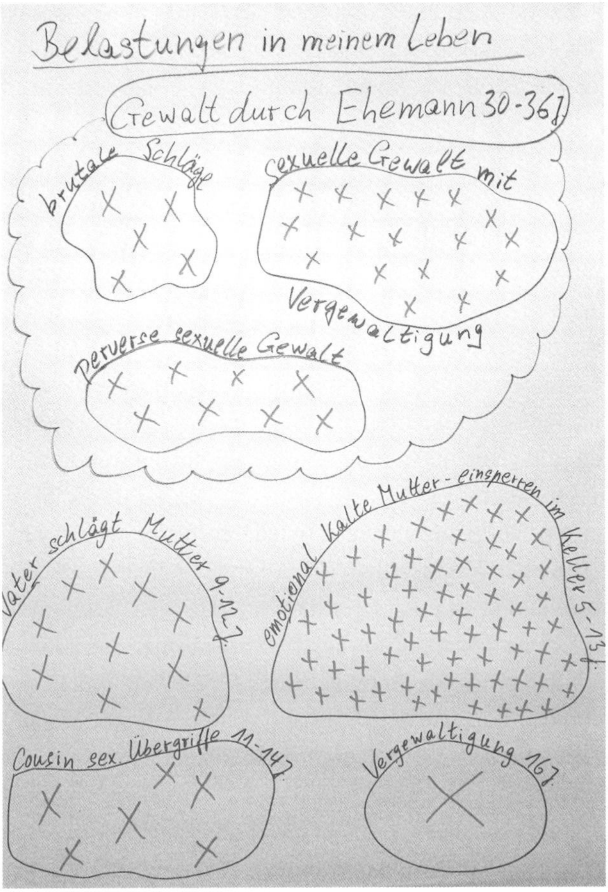


**Abbildung 3-1:** Bild der Belastungen-Cluster einer Patientin. Die Kreuze geben die Häufigkeiten der Gewalt an.

Verständnis für ihre Symptome aufbringen, da sie deutlich vor Augen haben, was ihnen alles passiert ist. Gleichzeitig kann ein Gefühl von einem gewissen Stolz entstehen, wenn sie sich vor Augen halten, dass sie z.B. es doch geschafft haben, eine Ausbildung zu machen, Kinder großzuziehen oder Freundschaftsbeziehungen zu halten.

Wie das Beispiel zeigt, ist es wichtig, die Cluster inhaltlich sauber zu spezifizieren. Sind in einem Cluster zu viele ganz unterschiedliche Ereignisse aufgeführt, besteht die Gefahr, dass bei der Bearbeitung einer traumatischen Erfahrung wiederum die Traumabelastung aus den anderen Ereignissen mitwirkt. Dadurch wird in der Phase der Exposition in sensu die Habituation erschwert und beim EMDR besteht die Gefahr einer emotionalen Überforderung. Die Patientinnen stehen dann immer wieder vor der inneren Hürde, dass belastende Szenen aus den anderen Ereignissen sozusagen bei der Bearbeitung „hereinfunken" und den Ablauf stören. Bei der Patientin aus dem Beispiel wäre das der Fall, wenn die drei Cluster zu Misshandlungen durch den Ehemann in einem Cluster zusammen aufgeführt wären.

Ist die Cluster-Arbeit auf einem Flipchart gut gelungen, kann das Blatt in jeder Therapiestunde aufgehängt werden, um die Aufgabe und die Inhalte der laufenden Stunde immer vor Augen zu haben.

Bei mehreren Clustern mit manchmal unzähligen roten Kreuzen pro Cluster entsteht natürlich bei den Patientinnen wie Therapeutinnen die Frage, wie das alles bewältigt werden soll. Jedes Traumaereignis therapeutisch zu bearbeiten, wäre in den meisten Fällen zeitlich gar nicht möglich und der Nutzen stünde auch in keinem Verhältnis zum Aufwand.

Daher ist folgendes weiteres Vorgehen indiziert: In jedem Cluster muss ein Index-Trauma identifiziert werden, das beispielhaft für alle anderen in diesem Cluster erlebten Traumata steht. Das kann nicht irgendein Ereignis sein, sondern es muss ein Ereignis sein, nach dessen Bearbeitung bei den Patientinnen die Gewissheit besteht, dass die gefundenen Lösungsstrategien auch für alle anderen Ereignisse gelten. Nach verhaltenstherapeutischem Verständnis und Erkenntnisstand kann das nur das schlimmste Ereignis sein. Dieses Index-Trauma bearbeiten wir mit dem Standardvorgehen des SBK, d.h. wir führen eine KTE dazu durch, gefolgt von einer Exposition in sensu, anschließendem EMDR und einer Exposition in vivo (für die genaue Erklärung siehe die entsprechenden Kapitel). War die Behandlung mit dem Index-Trauma erfolgreich, generalisieren die Effekte auf alle anderen in diesem Cluster enthaltenen Ereignisse. Damit ist dann das gesamte Cluster bearbeitet. Würde man mit einer minder schweren Traumaerfahrung aus einem Cluster arbeiten, würde dieser Generalisierungseffekt nicht eintreten, da die Patientinnen den zweifelnden Gedanken hätten, dass es ja noch ein schlimmeres Ereignis gab, für das die Lösungsstrategien nicht gelten.

Das Vorgehen mit dem Index-Trauma wird den Patientinnen auch graphisch vermittelt, indem grüne Pfeile gezeichnet werden, die von dem Index-Trauma auf alle anderen roten Kreuze zeigen, die jeweils für ein Ereignis stehen (siehe **Abb. 3-2**).

Es stellt sich noch die Frage, mit welchem Cluster man beginnen soll. Die Erfahrung zeigt hier eindeutig, dass man chronologisch vorgehen soll. Beginnend mit den frühesten Traumaerfahrungen in der zeitlichen Abfolge bis zum zuletzt erlebten Trauma. Die Begründung dafür ist, dass die im späteren Leben erlebten

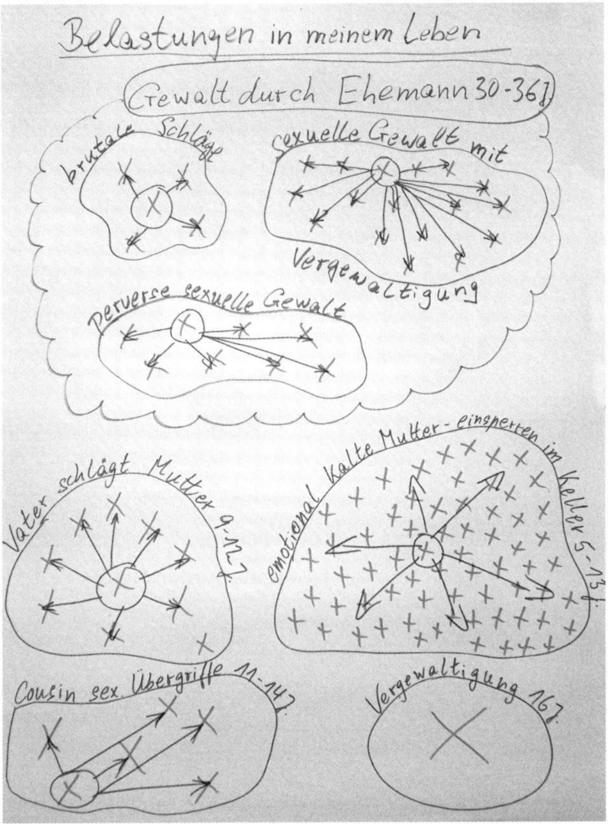


**Abbildung 3-2:** Grüne Pfeile (im Original) veranschaulichen, dass ein Ereignis für alle anderen Ereignisse in dem jeweiligen Cluster steht. So muss nicht jedes Ereignis einzeln bearbeitet werden.

Traumata immer dann besonders schwer wiegen, wenn es frühere Traumata gegeben hat, bei denen ein ähnliches Gefühl der Hilflosigkeit, des Kontrollverlustes und des Ausgeliefertseins bestanden hat.

**Beispiel**

Schülerinnen und Schüler, die schulische Gewalt erleben mussten, wie die Amoktat am Gutenberggymnasium in Erfurt 2002, haben mit unterschiedlicher Betroffenheit und Symptomentwicklung reagiert. Bei nahezu allen mit deutlicher und lang anhaltender Traumasymptomatik waren in der Anamnese frühere Traumaerfahrungen eruierbar.

In der klinischen Arbeit zeigte sich immer wieder: Wenn man mit der Bearbeitung der späteren Traumata beginnt, gelingt die Habituation vor allem bei den Expositionstechniken nur unvollständig und nicht zufriedenstellend. Zu erklären ist das damit, dass die Belastung aus dem früheren Traumaerlebnis, vor allem das Gefühl des Kontrollverlustes, immer noch mitschwingt. Man könnte auch sagen, dass ein an und für sich schon schlimmes traumatisches Ereignis doppelt schwerwiegt, wenn es andere Traumaerfahrungen triggert.

Im Beispiel der oben vorgestellten Altenpflegerin sind die ohnehin massiven Misshandlungen des Ehemanns für sie noch schwerwiegender, da sie schon als Kind die Schläge ihres Vaters und die emotionale Kälte der Mutter erleiden musste.

Durch die Cluster-Arbeit entsteht eine Perspektive der Machbarkeit bei den Therapeutinnen und Patientinnen, die vielen Traumatisierungen bewältigen zu können und dafür einen klaren Fahrplan vor Augen zu haben. Dieses Vorgehen ist zielgerichtet, zeit- und geldökonomisch und gibt den Patientinnen das Gefühl, tatsächlich eine Chance zu haben, ihre erlebten Traumata hinter sich lassen zu können.

# 4
# Indikationen und Voraussetzungen bei der Behandlerin

Der Indikationsbereich des Manuals umfasst die klassische und die komplexe posttraumatische Belastungsstörung (ICD-11 6B40 und 6B41) respektive Typ-I- und Typ-II-Traumatisierungen. Handelt es sich nach der Definition der ICD-10 noch um eine akute Belastungsreaktion (F43.0) bzw. eine akute Belastungsstörung (ABS nach DSM-IV), die im ICD-11 nicht mehr vorkommen, bzw. ist das Zeitkriterium von 4 Wochen nicht erfüllt, ist vor allem im Sinne von psychologischen Frühinterventionen stabilisierend und stützend zu arbeiten (Bengel, 2003; Bengel & Hubert, 2010). Hier ist es sinnvoll abzuwarten, ob die betroffene Person mit ihren Selbstheilungskräften und Unterstützung durch das soziale Umfeld die Erfahrungen ohne psychologisch-psychotherapeutische Begleitung verarbeiten kann. In einer großen Zahl von Fällen gelingt dies.

Folgende Kontraindikationen sind laut der S3-Leitlinie zu bedenken:

- relative Kontraindikation:
  - mangelnde Affekttoleranz
  - anhaltende schwere Dissoziationsneigung
  - unkontrolliert autoagressives Verhalten
  - mangelnde Distanzierungsfähigkeit zum traumatischen Ereignis
  - hohe akute psychosoziale und körperliche Belastung
- absolute Kontraindikation:
  - akutes psychotisches Erleben
  - akute Suizidalität
  - Täterkontakt mit Traumatisierungsrisiko

Aus eigener klinischer Erfahrung schließen folgende Kontraindikationen eine Behandlung mit dem SBK aus:

- Die Patientin möchte sich nicht erinnern.
- Die Patientin hat ein Rentenbegehren und „will die Symptome nicht verlieren".
- Die traumatische Situation dauert für die Patientin noch an.

Die in der Behandlung posttraumatischer Belastungsstörungen allgemein anerkannten Therapiephasen in der Abfolge „Stabilisierung, Traumakonfrontation, Reintegration" stellen auch das Gerüst im SBK dar. Entscheidend ist dabei die Frage, wie lange bei welchen Patientinnen die Stabilisierungsphase dauern und wie ausführlich sie sein soll. Empfohlen wird, das Vorgehen auf den zu Therapiebeginn bestehenden emotionalen Zustand der jeweiligen Patientin und ihre Fähigkeit zur Affektkontrolle genau abzustimmen. Angefangen von einer akut traumatisierten Person, die vor dem traumatischen Ereignis psychisch stabil war, bis zu einer seit ihrer Kindheit komplex traumatisierten Person, die ständig selbstverletzendes Verhalten zeigt, häufig dissoziiert und in vielen Funktionsbereichen des täglichen Lebens deutliche Einschränkungen hat, ist das ein weites Feld.

Im ersten Fall reicht in der Regel das Einüben einiger einfach zu erlernender Stabilisierungsübungen (siehe Phase 1 des SBK, Kap. 5). Die Dauer richtet sich nach dem Kriterium, ob es der Betroffenen gelingt, ihr Hyperarousal zumindest zeitweise immer wieder in den Griff zu bekommen.

Eine Behandlung von komplex Traumatisierten mit dem SBK erfordert eine wesentlich ausführlichere Stabilisierungsphase und eine modifizierte Vermittlung des Therapierationals. Bei nicht ausreichender Stabilität der Patientinnen mit einer komplexen Traumastörung ist die konfrontative Arbeit mit dem SBK nicht indiziert. In unserer praktischen Arbeit hat sich folgender Maßstab bewährt: Um mit dem SBK therapieren zu können, müssen komplex Traumatisierte mindestens einen gut funktionierenden Lebensbereich aufweisen. Das kann etwa die Ausübung einer beruflichen Tätigkeit sein, das Aufrechterhalten einer Partnerbeziehung, die Erziehungsaufgabe eines Kindes oder Ähnliches. Gibt es kein ausreichendes Funktionsniveau in wenigstens einem dieser Bereiche, ist die Lebenssituation der Patientinnen zu fragil, um traumakonfrontativ mit ihnen arbeiten zu können.

**Fallbeispiel**

Eine Mitte 30-jährige Patientin, Krankenschwester, alleinerziehend mit einer Tochter, berichtet im Erstgespräch, sie sei seit frühester Kindheit von Eltern und Großeltern sexuell missbraucht und als Jugendliche über lange Zeit in einem Ring sadistischer Pädophiler auf schlimmste Weise gequält, vergewaltigt und misshandelt worden. Sie habe mehrere Therapieversuche gemacht, die immer wieder dann abgebrochen wurden von den Therapeutinnen, wenn sie extrem verzweifelt war und Suizidabsichten äußerte. Anschließende Psychiatrieaufenthalte hätten ihr nicht weitergeholfen, und sie habe schnell herausgefunden, dass sie wieder entlassen werden musste, wenn sie sich von den Suizidabsichten distanzierte. Sie erfüllte alle Kriterien einer komplexen Traumastörung und hatte mehrere komorbide Diagnosen. Sie habe nie einer der Therapeutinnen die ganze schreckliche Wahrheit ihrer erlittenen Misshandlungen erzählen können, weil diese sie dafür zu instabil hielten. Die Therapien hätten fast ausschließlich aus Stabilisierungsmaßnahmen bestanden. Sie schneide sich regelmäßig mit Skalpellen, an die sie als Krankenschwester leicht kommen könne. Sie habe das dringende Bedürfnis, einmal alles erzählen zu können, was ihr widerfahren sei. Ob und wie ihr Leben danach weitergehen könne, wisse sie nicht, aber sie wolle sich einmal richtig erleichtern.

Nach klassischen Kriterien sind hier die Voraussetzungen für eine traumabearbeitende Therapie kaum gegeben. Durch ausführliche Exploration stellt sich jedoch heraus, dass sie eine hervorragende Arbeit als Krankenschwester leistet. Sie arbeitet erfolgreich auf einer Intensivstation und keine ihrer Kolleginnen und Kollegen hätte es in Erwägung gezogen, dass sie so schwer traumatisiert ist und ihr Leben außerhalb der Klinik bis auf das Aufrechterhalten ihrer Beziehung zu ihrer Tochter ein einziges Chaos ist.

Auf der Grundlage eines für die Dauer der Therapie bestehenden Antisuizidvertrages wird die Therapie mit dem SBK begonnen. Maßgeblich für die Entscheidung ist die Tatsache, dass sie kontinuierlich und erfolgreich in ihrem Beruf arbeiten und die Beziehung zu ihrer Tochter aufrechterhalten kann. Die dort gezeigten Fähigkeiten zeugen von einer hinreichenden grundsätzlich zur Verfügung stehenden Affektstabilität, die sie auch für die konfrontative Traumatherapie benötigt.

Dieses Stabilitätskriterium ist ausreichend für die Therapie mit dem SBK, die letztendlich erfolgreich abgeschlossen wird.

Die Behandlerin sollte die Ausbildung zur psychologischen oder ärztlichen Psychotherapeutin abgeschlossen haben. Die Behandlungen mit dem SBK sollte sie mit einfach traumatisierten Patientinnen beginnen, z. B. mit Patientinnen, die einen Autounfall oder eine Gewalt- oder Bedrohungssituation erlebt haben. Erst mit deutlich mehr praktischen Erfahrungen sollte sie sich an die Behandlung von komplex traumatisierten Patientinnen wagen.

Bei der intensiven Begleitung der Aufarbeitung der traumatischen Erlebnisse der Patientinnen werden hohe Anforderungen an die psychische Stabilität der Behandlerin gestellt. Die Behandlerin sollte daher sicherstellen, ihre Eigenbeteiligung durch Supervision kontinuierlich zu reflektieren und aufzuarbeiten, und sie sollte für ihre psychische Gesundheit sorgen können (siehe Kap. 7).

# 5 Die sieben Phasen

Das *siebenstufige kognitiv-behaviorale Behandlungskonzept* (SBK) besteht aus folgenden Phasen bzw. Elementen:

- Exploration, Diagnostik und Stabilisierung
- Vermittlung des Therapierationals
- kontrollierte Traumaexposition
- Exposition in sensu
- Eye Movement Desensitization and Reprocessing (EMDR)
- Exposition in vivo
- Nachbesprechung, Traumaintegration und Follow-up.

Am Beginn (Phase 1) stehen Exploration und Diagnostik, um sich einen Überblick darüber zu verschaffen, welche Art von Traumatisierungen stattgefunden haben, und um zu entscheiden, ob bei der Patientin eine posttraumatische Belastungsstörung besteht und welche komorbiden Symptome vorliegen. Da viele Patientinnen unter belastenden Flashbacks und starkem Hyperarousal leiden, wären sie mit einer direkten Traumabearbeitung überfordert. Da die Gefahr einer Retraumatisierung besteht, muss eine dem jeweiligen Zustand der Patientin angemessene Stabilisierungsphase durchgeführt werden. In dieser Behandlungsphase werden Patientinnen mit starken dissoziativen Symptomen Hilfen vermittelt.

Um die Patientinnen zur aktiven Mitarbeit in der Therapie zu motivieren, muss ihnen ein nachvollziehbares Therapierational vermittelt werden (Phase 2). Dieses unterscheidet sich je nachdem, ob eine klassische oder komplexen PTBS vorliegt.

Auf dieser Basis folgen in den Phasen 3 bis 6 konfrontative Interventionen auf den Ebenen der Kognition und der Informationsverarbeitung (Phase 3), der Emotionen (Phasen 4 und 5), der physiologischen Begleitreaktionen (Phase 5) und des

Verhaltens (Phase 6). In der abschließenden Phase 7 werden einzelne Therapiebausteine bei Bedarf zur Bearbeitung eventuell vorhandener Restsymptomatik eingesetzt und eine Traumaintegration mithilfe allgemein stützender psychotherapeutischer Methoden ermöglicht. Bei komplex Traumatisierten wird je nach Bedarf die Bearbeitung eines nächsten „Traumaclusters“ (siehe Kap. 3) geplant.

Die Darstellung der einzelnen Phasen orientiert sich jeweils an der folgenden Gliederung:

- Theoretischer Hintergrund
- Beschreibung
- Wirkungsweise
- Hinweise zur Durchführung.

## 5.1 Phase 1: Exploration, Diagnostik und Stabilisierung

Die häufig verunsicherte und labile Patientin muss in Phase 1 zunächst stabilisiert werden. Um konkrete therapeutische Maßnahmen einleiten zu können, bedarf es einer systematischen Exploration und Diagnostik.

### 5.1.1 Theoretischer Hintergrund

Eines der von Grawe (2004) postulierten wesentlichen Grundbedürfnisse ist das Bedürfnis nach Orientierung und Kontrolle. Es wird als die Fähigkeit verstanden, Ereignisse und Zustände zu erklären, vorherzusagen und zu beeinflussen. Traumatische Ereignisse stellen eine erhebliche Verletzung des Kontrollbedürfnisses dar und sind somit „Gift für die psychische Gesundheit“ (Grawe, 2004). Traumatisierte Menschen fühlen sich existentiell verunsichert, denn sie haben in der traumatischen Situation erlebt, dass äußere Einflüsse Kontrolle über sie gewonnen haben. Sie erleben, dass sie immer wieder die Kontrolle über ihr innerpsychisches Erleben verlieren. Äußere und innere Sicherheit sowie Kontrolle sind deshalb die wesentlichen Therapieziele vor allem in der Anfangsphase, aber auch während der gesamten Behandlung. Durch Imaginationsübungen (siehe Reddemann, 2001) lernen die Patientinnen, sich von überflutenden Erinnerungen zu distanzieren, einen sicheren Ort aufzusuchen und sich auf hilfreichere Ressourcen zur Bewältigung zu besinnen. Auf diese Weise erreichen sie ein Maß an Stabilität und Sicherheit, das ihnen ermöglicht, sich in einem späteren Schritt der Therapie der Traumakonfrontation zu stellen. Bei komplex traumatisierten Patientinnen eröffnen Achtsamkeitsübungen in vielen Fällen die Möglichkeit, eine Grundlage für die spätere konfrontative Phase der Therapie zu schaffen.

Die psychologische Diagnostik orientiert sich an den in der Angst- und Belastungsdiagnostik üblichen Standards (Hoyer, Helbig & Margraf, 2005; Keane, Weathers & Foa, 2000; Schützwohl, 2003):

- strukturierte und standardisierte Interviews zur Klassifikation der Symptome
- Erfassung von Symptomhäufigkeit und -intensität sowie Dauer der Symptombelastung durch reliable und valide Selbstbeurteilungsverfahren
- Beurteilung sekundärer Funktionsbeeinträchtigungen im familiären, sozialen und/oder beruflichen Bereich
- Erhebung gegebenenfalls vorliegender komorbider Störungen

### 5.1.2 Exploration

Die Therapeutin erfragt, was der Patientin widerfahren ist, um mit ihr an der belastenden Erfahrung arbeiten zu können. In der ersten Phase des SBK ist es jedoch kontraindiziert, Details der Traumatisierung zu ergründen. Eine explizite Anamnese des traumatischen Geschehens könnte die Patientin in dieser noch instabilen Situation überfordern und retraumatisieren. Empfohlen wird lediglich eine Exploration der wichtigsten Aspekte des Traumas.

Die Patientin soll Überschriften formulieren, aus denen ersichtlich wird, was geschehen ist. So formulierte beispielsweise eine Lehrerin nach dem Messerattentat auf eine Kollegin an einer Meißener Schule: „Meine in einer Blutlache liegende Freundin starb vor meinen Augen!“, „Ich sah den Täter aus der Schule laufen“. Ein anderes Beispiel: „Bei einem Autounfall auf der Bundesstraße xy hat sich mein Auto überschlagen. Mein Bruder ist dabei tödlich verunglückt, ich selber hatte nur leichte Verletzungen.“

Genauere Informationen, was die Patientinnen gesehen, gehört und erlebt haben, werden erst in der dritten Phase, der kontrollierten Traumaexposition, erfasst.

In der Regel ist monotraumatisierten Patientinnen diese Formulierung von „Überschriften“, begleitet durch einfühlsames aber konsequentes Erfragen der Therapeutin, möglich.

Schwieriger gestaltet sich die Exploration bei komplex Traumatisierten. Die meisten Patientinnen scheuen sich, klare Worte für das zu finden, was ihnen widerfahren ist. Häufig gibt es Formulierungen wie „Ich hatte eine schwere Kindheit“, „Meine Eltern waren nie gut zu mir“ oder „Ich konnte nie Vertrauen in andere Menschen fassen“. Auch Selbstbeschuldigungen sind oft zu hören, etwa „Ich war ein sehr unartiges Kind" oder „Ich war sehr schwer zu bändigen". Empfohlen wird hier klares eindeutiges Nachfragen verbunden mit der Erklärung, dass man als Therapeutin jetzt keine genauen Einzelheiten erfahren will, sondern sich lediglich einen Überblick verschaffen will.

Mögliche Formulierungen können sein: „Was ist Schlimmes passiert in Ihrer Kindheit? ", „Wie haben sich Ihre Eltern Ihnen gegenüber verhalten?", „Was hat es Ihnen so schwer gemacht, Vertrauen in andere Menschen zu entwickeln?". In dieser Phase ist es nicht sinnvoll, beim Thema Selbstbeschuldigungen tiefer darauf einzugehen, was „schlecht" war an der Patientin oder was sie „Böses" getan hat, sondern eher zu erfragen, wie und mit welchen Mitteln auf das Kind reagiert wurde, wie es gebändigt wurde etc. So kann vermieden werden, dass die Patientin in einen Strudel selbstabwertender Gedanken und damit verbundener emotionaler Überflutung gerät.

Wünschenswert und ausreichend sind am Ende dieses Prozesses ebenso die oben genannten Überschriften. Diese könnten lauten: „Ich bin von meiner Mutter nie richtig geliebt worden und mein Vater hat mich oft verprügelt." Oder: „Nach der Scheidung meiner Eltern hat mich der Freund meiner Mutter seit meinem 11. Lebensjahr immer wieder sexuell belästigt" oder „Ich wurde schon früh von meinem Opa sexuell missbraucht und später wurde ich im Dorf für einen Kasten Bier an fremde Männer verkauft".

Wenn die Patientinnen in dieser Phase dissoziieren, sollten die Therapeutinnen dafür Verständnis ausdrücken, dass es schwer ist, so etwas zu benennen, aber dass es der erste Schritt der Bewältigung ist, wenn sie das doch schaffen. Die Therapeutin sollte sich nicht zu schnell auf die Vermeidungstendenzen der Patientinnen einlassen, um von Anfang an deutlich zu machen, dass es nur den einen Weg der erfolgreichen Traumabewältigung gibt, nämlich darüber zu reden und das erlittene Leid mit einem anderen Menschen zu teilen. Die Erfahrung zeigt, dass viele Patientinnen ihre Dissoziation aufgeben können, wenn sie es bei einer verständnisvollen Therapeutin geschafft haben, solche Überschriften zu formulieren. Natürlich darf hier von Seiten der Therapeutinnen kein unangemessener Druck entstehen. Wenn sich die Patientinnen auch nach der Ermutigung weiter sträuben, genauere Worte zu formulieren, oder wenn sie weiter dissoziieren, sollte man es bei der ersten vagen Beschreibung belassen und gegebenenfalls eine Reorientierungsübung mit ihr durchführen. Dabei sollte man es aber nicht versäumen, darauf hinzuweisen, dass es später sicher möglich sein wird, detaillierter darüber zu reden.

Es gibt auch Patientinnen, die entgegengesetzt regieren. Sie sprudeln geradezu über und machen den Eindruck, als wollten sie gleich zu Beginn der Therapie alle

Einzelheiten ihres Martyriums berichten. Es ist sinnvoll, diese Patientinnen zu bremsen, da sie häufig nicht in der Lage sind, ihre Fähigkeiten realistisch einzuschätzen, sich nach der Therapiestunde wieder zu erden und sich vor Überflutungen zu schützen. Deswegen sollte man ihnen an dieser Stelle klar vermitteln, dass später über diese Ereignisse noch genauer gesprochen wird, es im Moment jedoch ausreicht, grob zu wissen, was ihnen widerfahren ist.

### 5.1.3 Diagnostik

Zu Beginn der Behandlung ist eine Erhebung des Ausmaßes der Belastungsreaktionen unerlässlich. Die diagnostischen Kriterien können am besten mithilfe eines strukturierten Interviews erfasst werden. Symptomhäufigkeit und -intensität, die Dauer der Symptombelastung sowie die aus Sicht der Patientin resultierenden psychischen Belastungen werden mit Selbstbeurteilungsverfahren bestimmt (Schützwohl, 2003). Folgende Verfahren sind aus Sicht der klinischen Praxis empfehlenswert:

- Strukturierte Interviews
  - Strukturiertes Klinisches Interview für DSM-5-Störungen – Klinische Version (SCID-5 CV; dt.: Beesdo-Baum et al., 2019)
- Diagnostisches Interview bei Psychischen Störungen (DIPS; Schneider & Margraf, 2011) sowie DIPS Open Access (Margraf, Cwik, Suppiger & Schneider 2017)
  - Clinical Administered PTSD-Scale, Störungsspezifisches Interview (CAPS; dt.: Schnyder & Moergeli, 2002, und CAPS-5; dt.: Müller-Engelmann et al., 2020)
- Selbstbeurteilungsverfahren
  - Impact of Event Scale Revised (IES-R; dt.: Maercker & Schützwohl,1998)
  - Posttraumatic Diagnostic Scale (PDS; dt.: Ehlers, Steil, Winter & Foa,1996)
  - Essener Tauma-Inventar (ETI; Tagay, Erim, Möllering, Stoelk, Mewes & Senf, 2006)
  - Das International Trauma Questionnaire ITQ (Cloitre et al., 2018)

Ergänzende Diagnostik:

- Erfassung sekundärer Funktionsbeeinträchtigungen
  - Groningen Social Disability Schedules (GDS-II; Wiersma, DeJong & Ormel, 1988)
  - MINI-ICF-APP (Linden, Baron & Muschalla, 2009)
  - Fragebogen zur Partnerschaftsdiagnostik (FPD; Hahlweg, 2016)

  - Fragebogen zur sozialen Unterstützung (F-SOZU; Fydrich, Sommer & Brähler, 2007)
- Erfassung komorbider Störungen (siehe auch strukturierte Interviews)
  - Beck-Angst-Inventar (BAI; Margraf & Ehlers, 2007)
  - Beck-Depressions-Inventar (BDI; Hautzinger, Bailer, Worall & Keller, 1992)
  - Fragebogen zur Beurteilung der Suizidgefahr (FBS; Stork, 1996)
- Erfassung dissoziativer Störungen
  - Fragebogen zu Dissoziativen Symptomen (FDS; Spitzer et al., 1998; Kurzform: Spitzer, Mestel, Klingelhöfer, Gänsicke & Freyberger, 2004)
  - Dissociative Disorders Interview Schedule (DDIS; Overkamp, 2005)

### 5.1.4 Stabilisierung

Abhängig vom Zustand der traumatisierten Patientin zu Behandlungsbeginn ist eine kürzere oder längere Stabilisierungsphase durchzuführen. In der Literatur finden sich für die Dauer jedoch kaum konkrete Indikationskriterien. Bei Reddemann (2001) wird der Stellenwert dieser Phase stark betont. Foa, Keane, Friedman und Matthews (2000) dagegen fokussieren vor allem auf die Bewältigung durch die Konfrontation und erwähnen eine Stabilisierungsphase nicht.

Im stationären wie im ambulanten therapeutischen Alltag ist immer wieder zu beobachten, dass Therapeutinnen die Wichtigkeit und notwendige Dauer der Stabilisierungsphase unseres Erachtens überbewerten. Nach unserer Erfahrung ist eine wirklich lange Stabilisierungsphase nur notwendig bei Patientinnen, die nach dem oben bereits erwähnten Kriterium in keinem relevanten Lebensbereich über ein ausreichendes Funktionslevel verfügen (siehe Kap. 4). Hier muss so lange stabilisierend gearbeitet werden, bis ein ausreichendes Funktionsniveau in mindestens einem Lebensbereich entwickelt wurde.

Wir wurden in der Praxis immer wieder von enttäuschten Patientinnen zu Beginn der Therapie darauf angesprochen, dass sie über Wochen in der Klinik Stabilisierungs- und Entspannungsübungen gelernt hätten, aber ihre schlimmen Erlebnisse seien nie thematisiert worden. Ein Patient drückte es so aus: „Ich kann jetzt an einen sicheren Ort fliegen, Kraft aus einem Baum ziehen, schlimme Bilder in einen Tresor bringen, aber über mein Trauma hat niemand mit mir geredet." Entscheidend ist hier die negative Metabotschaft, die dem Patienten mit auf den Weg gegeben wurde: „Ihr Trauma ist so schwerwiegend und belastend, dass man sich vor der Erinnerung daran schützen muss." Dadurch schwindet natürlich der Mut der Patientinnen, sich mit dem erlittenen Leid auseinanderzusetzen, um Lösungen zu finden, wie das Leben trotz dieser Erfahrungen weitergehen kann. Die ge-

genteilige Metabotschaft ist für eine erfolgreiche Traumabewältigung sinnvoll und notwendig: die Validierung, dass die Patientinnen etwas sehr Schlimmes erlebt haben, aber dass die Therapeutinnen sie für stark genug halten, sich damit inhaltlich auseinanderzusetzen und für sich neue Lebensperspektiven zu erarbeiten. Und das kann nur gelingen, wenn man den Patientinnen die Stabilisierungsübungen als kurzfristige Erleichterungstechniken anbietet, ihnen aber perspektivisch einen Weg eröffnet, ihr Trauma mit speziellen Maßnahmen zu bewältigen.

Um es ganz deutlich zu sagen: Stabilisierungsübungen sind wichtig und ausgesprochen hilfreich, um eine gewisse Beruhigung und ein erstes Distanzierungsgefühl zu erlangen. Sie stellen jedoch keine Traumabewältigung dar und werden in der Langzeitanwendung zu Vermeidungsstrategien. Therapeutinnen sollten an das Erlernen von Stabilisierungsübungen auch keine zu hohen Erwartungen knüpfen. Mit diesen Übungen kann man keine Intrusionen vollkommen in den Griff bekommen und das Hyperarousal wird nicht auf Dauer neutralisiert. Die Patientinnen bekommen lediglich Material an die Hand, über die Spitzen ihrer Intrusionsbelastung und ihrer starken Anspannung das Gefühl der (zeitweisen) Kontrolle zu erlangen.

Wir schlagen für die Festlegung der Stabilisierungsdauer ein individuell abgestimmtes Vorgehen abhängig von folgenden Kriterien vor:

- Art und Schwere des Traumas,
- aktueller Gesundheitszustand der Patientin,
- prätraumatischer Gesundheitszustand der Patientin,
- Persönlichkeitseigenschaften der Patientin,
- Qualität ihrer sozialen Einbindung,
- Verfügbarkeit von unterstützenden Personen bzw. Institutionen,
- Vorliegen eventueller früherer Traumatisierungen.

Die Stabilisierungsphase soll dabei umso länger und ausführlicher dauern, je negativer bzw. ungünstiger die genannten Faktoren ausgeprägt sind. Bei Patientinnen mit einer dissoziativen Identitätsstörung muss die Phase so lange dauern, bis sicher entschieden werden kann, ob sie stabil genug sind, mit den weiteren Schritten des SBK behandelt zu werden. Viele Akuttraumatisierte leiden neben einem deutlichen Hyperarousal unter häufigen Intrusionen, Flashbacks und Schlafstörungen. Daher fühlen sie sich „angeschlagen“, verunsichert, schwach und sind den vielfältigen alltäglichen Anforderungen nur schwer gewachsen.

**Beispiel**

Nach dem Amoklauf eines Schülers mit 17 Toten im April 2002 waren die Schülerinnen und Lehrerinnen des Erfurter Gymnasiums von den stets wiederkehrenden Bildern des Massakers und von akustischen Halluzinationen – sie hörten Schüsse und Schreie – belastet. Sie waren extrem schreckhaft, angespannt, nicht oder kaum in der Lage, sich auf den Unterricht zu konzentrieren, und waren innerlich mit dem Gedanken beschäftigt, wie sie den Schultag unbeschadet überstehen könnten. Eine konfrontative Therapie stellt in einer derartigen Situation eine zu starke Belastung dar, die die Betroffenen zusätzlich verunsichern und überfordern würde.

Psychoedukative Interventionen im Sinne einer „Normalisierung des Unnormalen" (Ehlers, 1999) wie auch verständliche und dosierte Aufklärung bzw. Information über Traumafolgen, Verhaltensmaßregeln und Hilfsangebote (Bengel, 2003) sollen in dieser Phase den Betroffenen Ruhe und Sicherheit vermitteln. Darüber hinaus werden den Patientinnen Techniken zur Entspannung und Stabilisierung an die Hand gegeben. Als grundlegendes und routinemäßig durchzuführendes Verfahren empfiehlt sich die Übung „sicherer Ort" bzw. „Wohlfühlort" (siehe Zusatzmaterialien). Hierbei soll sich die Patientin einen Ort vorstellen, an dem sie sich vollkommen sicher und entspannt fühlen kann. Diesen kann sie dann später in Belastungssituationen immer wieder in der Phantasie aufsuchen und die beruhigende Wirkung gezielt für sich einsetzen.

Weitere Übungen sind z. B. die „Tresorübung" (siehe Zusatzmaterialien), die „innere Bühne" oder die „Bildschirmtechnik" (siehe Reddemann, 2001). Letztere kann sowohl zur Distanzierung eingesetzt werden, um ängstigende und verletzende Bilder zu neutralisieren, als auch zur späteren Traumakonfrontation. Der Mechanismus ist dabei der Gleiche: Die Patientin erlangt das Gefühl der Kontrolle, indem sie entweder das angst- und beschwerdenauslösende Bild „wegzoomt" (kleiner macht) oder die Farbe herausnimmt etc., was eine Distanzierung ermöglicht und der Stabilisierung dient.

Um den starken Anspannungszustand der Patientinnen zu lindern, können Entspannungsmethoden eingesetzt werden. In der Regel empfiehlt sich die Progressive Muskelrelaxation (PMR) nach Jacobson (1990) und nicht das Autogene Training. Beim Autogenen Training und der Instruktion, die Augen zu schließen, können bei Traumatisierten Flashbacks getriggert werden. Die Progressive Muskelrelaxation bietet zusätzlich den Vorteil, dass die Betroffenen ein Gefühl der

Kontrolle über ihren Körper entwickeln, das dem oft vorherrschenden Eindruck der Macht- und Hilflosigkeit gegenüber dem Trauma und dessen Symptomen positiv gegenübersteht.

Häufig berichten komplex Traumatisierte, dass sie mit den traditionellen Stabilisierungsübungen nicht gut zurechtkommen. Sie sagen, es gebe keinen wirklich sicheren Ort oder Wohlfühlort für sie. Der sei nicht geschützt vor den Tätern, die Tresorübung rufe Beklemmungsgefühle oder Gefühle des Eingesperrtseins hervor und Ähnliches. In diesen Fällen haben sich Achtsamkeitsübungen bewährt. Achtsamkeit wird hier verstanden als die Fähigkeit zu erkennen, was im gegenwärtigen Augenblick in uns und um uns herum wirklich geschieht und jenes Gewahrsein entsteht, bei der „sich die Aufmerksamkeit mit Absicht und ohne zu bewerten auf die Erfahrungen richtet, die sich von Moment zu Moment entfalten“ (Kabat-Zinn, 2003, S. 145). Für viele komplex traumatisierte Menschen ist der einzig sichere Ort der schmale Grat des „Hier und Jetzt“ und nicht etwa die gedankliche Vorstellung bzw. die Imagination eines solchen Ortes. Besonders empfehlenswert in der traumatherapeutischen Arbeit ist die von Yvonne Dolan entwickelte „außenorientierte 5-4-3-2-1-Übung“. Die Aufmerksamkeit wird in dieser Übung auf den jeweiligen Augenblick gelenkt. Die Patientinnen sollen wahrnehmen, was sie sehen, was sie hören und was sie spüren und dies laut oder in Gedanken aufsagen. Und zwar

- jeweils 5-mal: „Ich sehe ... !“, „Ich höre ... !“, „Ich spüre ... !“,
- jeweils 4-mal: „Ich sehe ... !“, „Ich höre ... !“, „Ich spüre ... !“,
- jeweils 3-mal: „Ich sehe ... !“, „Ich höre ... !“, „Ich spüre ... !“,
- jeweils 2-mal: Ich sehe „Ich sehe ... !“, „Ich höre ... !“, „Ich spüre ... !“,

zuletzt einige Zeit lang mehrmals:

- jeweils 1-mal: „Ich sehe ... !“, „Ich höre ... !“, „Ich spüre ... !“.

Dies führt zu einer besonderen Qualität von Präsenz, wirkt Dissoziationstendenzen entgegen und verhindert ein Abschweifen in emotional belastende Gedanken oder Erinnerungen (Weitere Informationen zum Vorgehen siehe Bambach [o. J.].)

Es gibt Hinweise durch bildgebende Verfahren auf neurobiologische Komponenten von Zuständen der Achtsamkeit und Auswirkungen auf das Gehirn (Harrer, Weiss & Clement, 2015). Die Aktivität im präfrontalen Cortex mit seinen steuernden Funktionen nimmt zu, die bei komplex Traumatisierten oft überschießenden Reaktionen der Amygdalae nehmen ab. Häufig berichten diese Patientinnen, dass sie sich mithilfe der 5-4-3-2-1-Übung deutlich besser aus Intrusionen herausholen und erden können als mit den klassischen Imaginationsübungen.

**Fallbeispiel**

Eine Frau Mitte 40, Mutter von zwei herzkranken Kindern, hatte eine ganze Reihe von traumatischen Situationen erlebt, in denen nicht klar war, ob ihr Kind überleben würde. Es mussten riskante Operationen durchgeführt werden, bei denen ein hohes Risiko bestand, zu versterben. In der Phase des Erlernens von Stabilisierungsübungen schildert sie, dass sie bei den Imaginationen immer wieder in negative Bilder abrutscht. Sie sieht sich bei der Verabschiedung ihres Kindes, das in den OP gefahren wird, sieht verzweifelte Eltern, die gerade im Krankenhaus die Nachricht bekommen haben, dass ihr Kind gestorben sei, fühlt sich beengt mit Luftnot im Warteraum der Klinik. Sie befindet sich oft während dieser Übungen in mehr oder weniger dissoziierten Zuständen. Deshalb ist an eine Traumakonfrontation nicht zu denken. Erst mit der 5-4-3-2-1-Übung gelingt es ihr, sich auf das Hier und Jetzt zu fokussieren und nicht nur zu wissen, sondern auch zu spüren, dass die traumatischen Erlebnisse weit in der Vergangenheit liegen.

### 5.1.5 Wirkungsweise

Durch die Exploration und die Diagnostik erlangt die Therapeutin die notwendigen Informationen, um einschätzen zu können, ob eine Behandlung mit dem SBK für die Patientin geeignet ist.

In der Stabilisierungsphase erarbeitet die Patientin die notwendige Sicherheit und das Vertrauen in die eigenen Ressourcen, sich auf die Traumabearbeitung einlassen zu können. Die Therapeutin-Patientin-Beziehung wird in dieser Phase sorgfältig aufgebaut. Das Vertrauen in die Machbarkeit einer Traumabewältigung wird sowohl bei der Patientin als auch bei der Therapeutin gestärkt.

### 5.1.6 Hinweise zur Durchführung

Bei der Exploration ist wie oben geschildert darauf zu achten, nicht zu sehr auf Details bei der Schilderung der traumatischen Ereignisse einzugehen. Bei der Diagnostik soll sich die Therapeutin eng an die vorgeschriebenen Durchführungsanweisungen der entsprechenden Verfahren halten. Imaginationsübungen sind dagegen in ihrem Inhalt variierbar und an die Bedürfnisse sowie Vorerfahrungen der Patientinnen anzupassen.

## 5.2 Phase 2: Vermittlung des Therapierationals

### 5.2.1 Theoretischer Hintergrund

Die Vermittlung des Therapierationals basiert auf dem Modell der prolongierten Exposition (Foa, Hembree & Rothbaum, 2014) sowie dem kognitiven Modell der posttraumatischen Belastungsstörungen (Ehlers & Clark, 2000).

Die Grundhaltung und das Verhalten vieler traumatisierter Menschen sind durch Vermeidung und Verleugnung bestimmt, da sie ihre Umwelt als ausnahmslos gefährlich ansehen. Dies ist zum einen auf die Besonderheiten des Taumagedächtnisses, das durch intrusives Wiedererleben geprägt ist, zurückzuführen. Zum anderen nennen Ehlers und Clark (2000) die Bewertung des Traumas als etwas nicht Abgeschlossenes. Die Betroffenen sehen sich selbst als unfähig, die vermeintlich immer noch andauernden Gefahren zu bewältigen.

Sie schätzen die Wahrscheinlichkeit als sehr hoch ein, dass noch einmal etwas ähnlich Schreckliches geschieht, wie es ihnen passiert ist. Das starke Gefühl des Ausgeliefert-Seins während der Traumatisierung und die dabei erlebte Macht- und Hilflosigkeit führen häufig zu Insuffizienzgefühlen im Hinblick auf das Bedürfnis, das Trauma zu bewältigen. Die meisten Patientinnen, die sich mit dem Störungsbild PTBS nicht auskennen bzw. keine Psychoedukation durchlaufen haben, verwenden mehr Energie darauf, die Erinnerung und Konfrontation mit dem Trauma zu vermeiden, als nach geeigneten Bewältigungsmöglichkeiten zu suchen. Ihrem Verhalten liegt die Angst zugrunde, die schweren Gefühle der Trauer und Hilflosigkeit, die bei der Erinnerung an das Trauma ausgelöst werden, nicht ertragen zu können, und sie „beginnen, ihr Leben um das Trauma herum zu organisieren" (van der Kolk & McFarlane, 2000, S. 30). Aufgrund der erlebten Unkontrollierbarkeit der unwillkürlichen Erinnerungen und Gefühle „wissen" die meisten PTBS-Patientinnen, dass sie vor der schmerzhaften Erinnerung nicht weglaufen können. Dennoch verhalten sie sich so, als wäre dies möglich (Ehlers, 1999).

Die PTBS ist, wie im Kapitel 2.2 „Neuropsychologische Grundlagen mit Relevanz für das SBK" näher ausgeführt, mit zahlreichen Gedächtnisstörungen assoziiert (Samuelson 2011). Maercker (2003) schlägt ein biopsychologisches Erklärungsmodell mit den Metaphern „seelische Verwundung" oder „eingebrannte Wunde" vor, das sowohl auf seelische als auch auf körperliche Veränderungen bezogen wird und aus dem die negative Wirkung missglückter Bewältigungsversuche („nicht mehr daran denken") deutlich wird.

Eine einsichtige und kooperative Haltung der Patientin gegenüber den therapeutischen Interventionen kann induziert werden, indem die Therapeutin die Patientin fragt, ob sie es selbst glaubt, dass sie das, was passiert ist, vergessen könne. Alle antworten darauf, dass ein Vergessen des Traumas nicht möglich ist.

Die Intention des SBK liegt darin, dass sich die Patientin mit ihrem Schmerz, ihren Gedanken, Gefühlen und körperlichen Reaktionen auseinandersetzt und das Trauma in ihren Lebenslauf integriert.

Zusätzlich zum Erklärungsmodell für die Entstehung posttraumatischer Belastungsstörungen benötigen Betroffene ein nachvollziehbares „Traumabewältigungsmodell", aus dem schon zu einem frühen Zeitpunkt der Therapie die Aufmerksamkeit auf zwei wesentliche Punkte gelenkt wird:

- Es gibt die Möglichkeit der Traumabewältigung.
- Die Traumabewältigung ist kein „Selbstlauf", sondern ein aktiver Prozess, der die Zusammenarbeit zwischen der Patientin und Therapeutin erfordert (siehe Maercker, 2003).

### 5.2.2 Vermittlung des Therapierationals bei Typ-I-Trauma

Bei Patientinnen mit Typ-I-Trauma wird das Modell „Sackgasse" eingeführt, damit diese ihre momentane Situation besser verstehen und die Symptome der PTBS überwinden können (entnommen aus Pieper, 2014).

Im Sinne des geleiteten Entdeckens wird die Grafik des Modells „Sackgasse" mit den Patientinnen gemeinsam entwickelt (siehe **Abb. 5-1**). Die Therapeutin zeichnet das Modell (am besten auf Flipchartpapier) und gibt dabei die folgenden Erklärungen bzw. stellt Fragen:

„Dieser Weg stellt Ihren bisherigen Lebensweg dar, auch wenn der nicht immer so gerade verlief wie auf dieser Zeichnung. Dann passierte dieses schlimme Ereignis (= Trauma; die Zacken des Sterns sollten am besten rot gezeichnet werden) und Sie konnten Ihren Lebensweg nicht mehr so weitergehen, wie Sie das vorhatten (= gestrichelte Linie des geplanten weiteren Lebensweges). Sagen Sie noch einmal das Datum des Ereignisses? (die Therapeutin trägt das Datum in den Stern ein). Stattdessen sind Sie in eine Sackgasse hineingeraten, aus der Sie nicht mehr hinauskommen konnten. Sie haben eine Reihe von Symptomen entwickelt und Probleme bekommen, sodass Sie bestimmte Dinge nicht mehr tun können, die Ihnen vor dem Ereignis keine Schwierigkeiten bereiteten. Welche Symptome und welche Verhaltensweisen sind das?"

Die Patientin nennt, eventuell mit Unterstützung der Therapeutin, ihre in der Exploration und Diagnostik beschriebenen Symptome und ihre veränderten Verhaltensweisen, vor allem ihr Vermeidungsverhalten (die Therapeutin schreibt diese Punkte in die Grafik neben die Sackgasse).

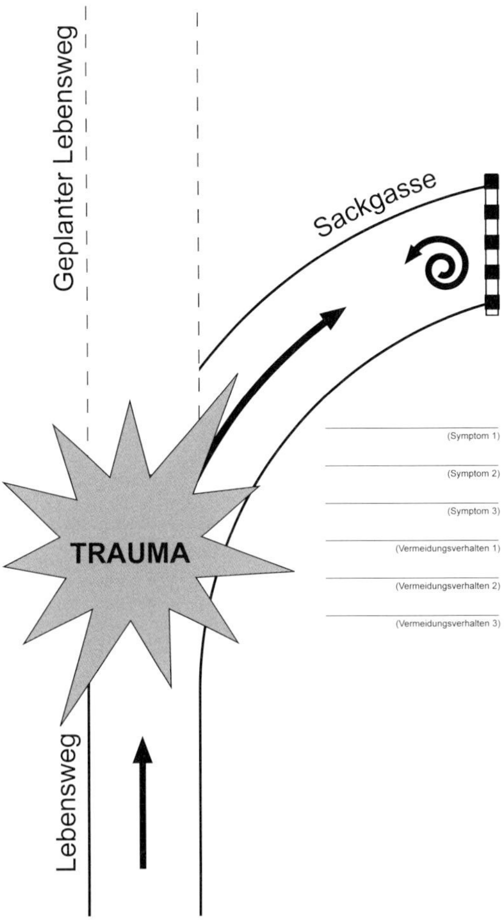


**Abbildung 5-1:** Modell Sackgasse – Vorlage 1

„In dieser Sackgasse drehen Sie sich gewissermaßen im Kreise. Sie haben alles Mögliche versucht, um da rauszukommen, aber es ist Ihnen nicht gelungen. Was haben Sie alles unternommen?“ (Die Therapeutin malt einen Pfeil, der sich in sich dreht.)

Die Patientin nennt ihre erfolglosen Bewältigungsversuche, wie etwa den Versuch, das Erlebte zu vergessen, Alkoholtrinken oder Verreisen.

„Es gab also kein Entrinnen aus dieser Sackgasse. Ich möchte zu einem Punkt in Ihrem Leben kurz vor dem Ereignis zurückgehen. Diesen nennen wir Ihr Funktionslevel vor dem Trauma. Damals konnten Sie alle Dinge, die Ihnen jetzt Schwierigkeiten bereiten, ohne Probleme ausführen. Sie konnten noch ..., Sie hatten keine Angst vor ... etc.“

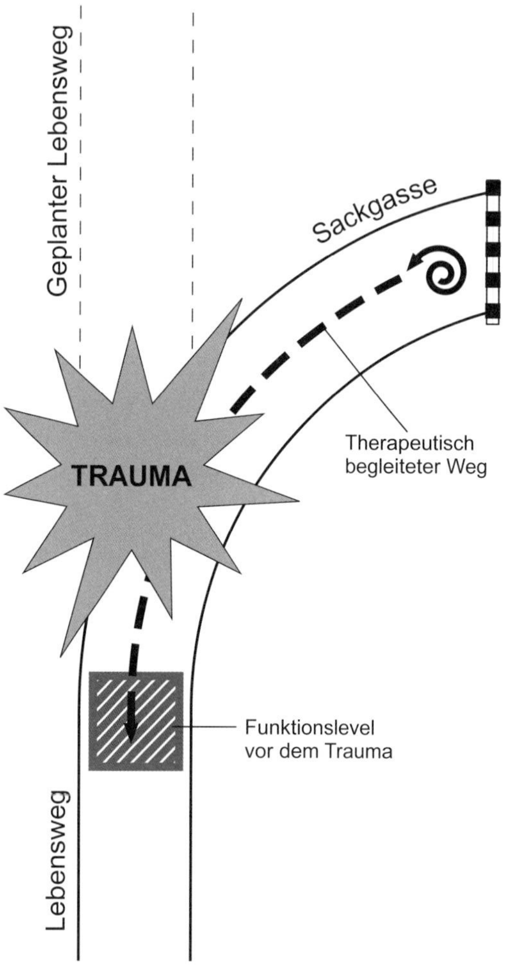


**Abbildung 5-2:** Modell Sackgasse – Vorlage 2

Die Therapeutin nimmt einen grünen Stift und malt, wie in **Abb. 5-2** dargestellt, ein grün schraffiertes (in der Abbildung grau schraffiertes) Rechteck auf dem Lebensweg kurz vor dem Trauma, das als roter zackiger Stern bereits in der Zeichnung vorhanden ist.

„Was müssen Sie tun, um zu diesem Punkt zurückzugelangen?“

Die Anordnung der Zeichnung gibt der Patientin klar vor, dass sie durch das Trauma hindurch zurückgehen muss, um zu ihrem früheren Funktionslevel zu gelangen. Es ist sinnvoll, dass die Patientin das selbst in Worte fasst, indem sie etwa sagt: „Ich muss zurück durch das Trauma durch!“ Anschließend erläutert die The-

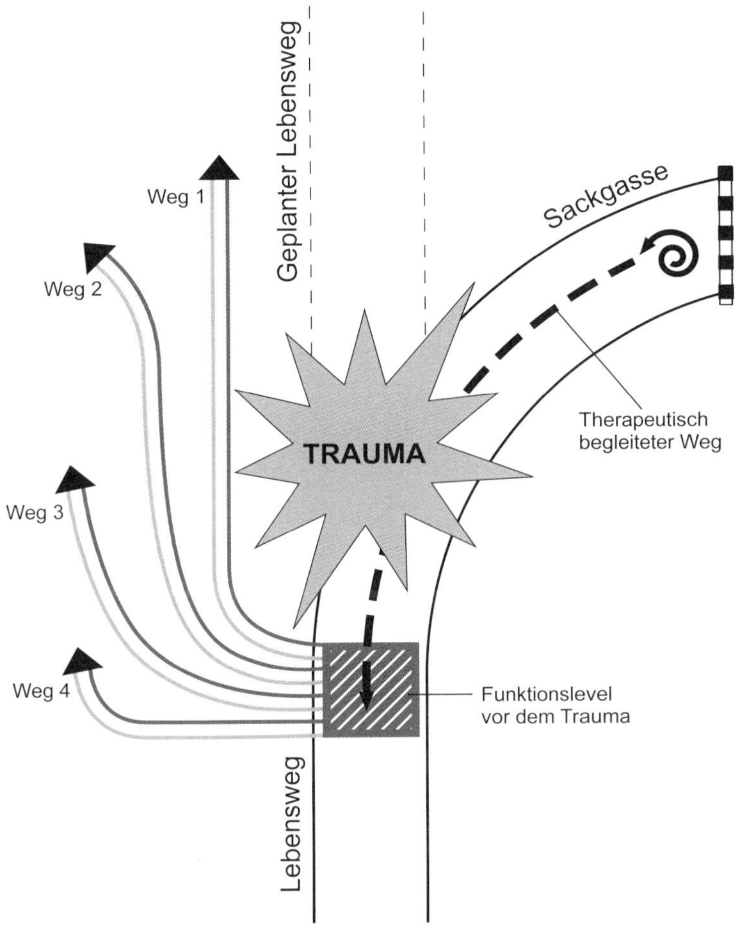


**Abbildung 5-3:** Modell Sackgasse – Vorlage 3

rapeutin, dass dieser Weg durch das Trauma kein leichter Weg sein wird, aber dass sie dabei nicht allein gelassen wird und es sich um einen therapeutisch begleiteten Weg handelt.

„Das bedeutet, wir müssen uns genau anschauen, was bei diesem Ereignis passiert ist, wen oder was haben Sie verloren, was ist mit Ihnen passiert, was ist verletzt worden, welche Folgen sind eingetreten und so weiter. Das ist kein leichter Weg, aber ich werde Ihnen immer wieder vorschlagen, was Sie tun können, um es zu schaffen. Nichts wird gegen Ihren Willen unternommen, Sie entscheiden immer, ob und wann Sie den nächsten Schritt tun wollen, und ich werde Sie dabei unterstützen. Wenn Sie an diesem Punkt angelangt sind, können Sie frei entscheiden, welchen weiteren Weg Sie in Ihrem Leben gehen möchten. Sie können einen Weg wählen, der wieder relativ nah an Ihre ursprüngliche Lebensplanung heranreicht (Weg 1, siehe **Abb. 5-3**), oder sie entscheiden sich auch für einen ganz anderen Weg (Weg 2). Sie haben wieder viele Freiheitsgrade (Weg 3 und Weg 4), wie Sie Ihr Leben gestalten möchten, und sind nicht mehr in der Sackgasse gefangen." (Die Therapeutin nimmt einen roten und einen grünen Stift und zeichnet, wie in Abbildung 5-3 skizziert, mit beiden Stiften verschiedene rot-grüne Wege (in der Abb. hell- und dunkelgraue Wege). Das Grün steht für die wiedererlangten Fähigkeiten der Patientin, das Rot für die Erinnerung an das Trauma oder auch die Lehren, die die Patientin daraus gezogen hat.

### Tipps für die praktische Arbeit

Das Modell Sackgasse wird am Anfang der Traumatherapie eingesetzt und dient der Vermittlung eines konfrontativen Therapierationals. Es gibt der Patientin die Möglichkeit, sich bewusst für diese Therapie zu entscheiden oder eventuell auszusteigen. Zu beachten sind folgende Hinweise:

- Die Metapher ist nur geeignet für Typ-I-Traumatisierte. Viele Typ-II-Traumatisierte mit sehr frühen Traumaerfahrungen, wie etwa sexuellem Missbrauch, haben nie die Erfahrung eines funktionierenden Funktionslevels gemacht und fühlen sich daher mit diesem Bild nicht verstanden. Die Ausnahme stellen Typ-II-Traumatisierte dar, die z.B. als Geiselopfer Serien von traumatischen Einzelereignissen erlebt haben, vorher jedoch stabil waren.
- Manche Patientinnen (sehr wenige) entscheiden sich an diesem Punkt gegen den schwierigen Weg der Traumakonfrontation, weil sie andere Vorstellungen von Psychotherapie haben oder daran festhalten, das Erlebte vergessen zu wollen. Man sollte versuchen, sie davon zu überzeugen, dass der Weg der Konfrontation der einzig richtige Weg ist und dass Vermeidung auf Dauer keine Lösung sein kann (siehe Maercker, 2019). Man soll sie aber nicht überreden, gegebenenfalls ist die Therapie an diesem Punkt vorerst beendet, wenn die Patientin hier nicht zustimmen kann.
- Vollkommen ausreichend ist es hier, wenn die Patientinnen sagen, dass sie Angst vor diesem Schritt haben, es ihnen schwerfällt etc., sie aber die Notwendigkeit einsehen und es versuchen wollen.
- Bei der Erklärung, was es bedeutet, „durch das Trauma hindurchzugehen", kann die Therapeutin die spezifischen Schritte ihrer Therapie benennen, wenn die Patientin an genaueren Informationen über die Therapie interessiert ist.

- Das Funktionslevel vor dem Trauma soll erklärt werden als ein psychisches Funktionslevel, also alles, was die Patientin konnte, im Gegensatz zu den Schwierigkeiten, die sie aufgrund des Traumas hat. Es ist nicht der körperliche Gesundheitszustand gemeint. Eine Patientin kann beispielsweise ein Bein bei einem Unfall verloren haben, daran ist nichts mehr zu ändern.
- Bei der Erklärung der neuen Wege nach der Bearbeitung des Traumas kann die Therapeutin nochmals darauf hinweisen, dass der rote Strich ausdrücken soll, dass es nicht Ziel der Therapie ist, das Trauma zu vergessen, sondern dass man auf dem weiteren Lebensweg immer etwas aus dem Trauma mitnimmt.

Als Hausaufgabe kann der Patientin aufgegeben werden, das Erklärungs- und Traumabewältigungsmodell ihren Bezugspersonen weiterzuvermitteln. Dadurch wird zusätzlich eine kooperative Haltung der Bezugspersonen vorbereitet, die vor allem für die Traumabearbeitungsphase wichtig ist, damit die Bezugspersonen nicht kontraproduktiv im Sinne einer Unterstützung von Vermeidungsverhalten arbeiten. Zusätzlich ist es hilfreich, wenn die Therapeutin ihr Expertenwissen mit einfließen lässt und darauf hinweist, dass diese Art der Traumabearbeitung schon vielen Patientinnen effektiv geholfen hat. Auch die Erwähnung der alten Weisheit von **Sokrates** macht an dieser Stelle Mut: **„Alles, was wir in Worte gefasst haben, können wir hinter uns lassen."**

### 5.2.3 Vermittlung des Therapierationals bei komplexem Trauma

Viele komplex traumatisierte Patientinnen mit sehr frühen Traumaerfahrungen, wie etwa sexuellem Missbrauch, haben nie die Erfahrung eines gesunden Funktionslevels gemacht und fühlen sich daher mit dem Bild „Sackgasse" (siehe Abb. 5-1, 5-2, 5-3) nicht verstanden. Bei dem Punkt „Zurück durch das Trauma bis zum Funktionslevel vor dem Trauma" wenden sie ein, dass es bei ihnen diese psychische Stabilität auch vor dem Trauma nicht gegeben habe. Sie seien von frühester Kindheit an misshandelt und missbraucht worden und haben im Grunde genommen schon sehr früh oder sogar immer schon großes Misstrauen gegen andere Menschen gehabt und haben immer eingeschränkt und mit Ängsten gelebt.

Für komplex Traumatisierte ohne existierendes oder empfundenes gesundes Funktionslevel vor den Traumatisierungen empfiehlt sich daher ein anderes Modell zur Erklärung des Therapierationals. (Für komplex Traumatisierte, die z.B. als Geiselopfer Serien von traumatischen Einzelereignissen erlebt haben, vorher jedoch stabil waren, kann das Therapierational wie bei Typ-I-Traumatisierten vermittelt werden.)

Die Therapeutin erklärt (siehe **Abb. 5-4**):

„Dieses stellt Ihren Lebensweg ab Ihrer Geburt dar. Ab Ihrem x-ten (bis zum x-ten) Lebensjahr kam es zu einer Reihe von schwerwiegenden belastenden und traumatisierenden Ereignissen." In die einzelnen roten Kreise werden die bis dahin benannten Traumatisierungen eingetragen, also z. B. im Fall der in Kapitel 4 vorgestellten Krankenschwester emotionale Kälte der Mutter, körperliche Züchtigungen durch den Vater, sexueller Missbrauch durch die Eltern und Großeltern ab ihrem 5. Lebensjahr, Vergewaltigungen, sexueller Missbrauch und Folter im pädophilen Zirkel. Einige Kreise bleiben leer für eventuell später thematisierte Traumabereiche (siehe „Clustern" in Kap. 3).

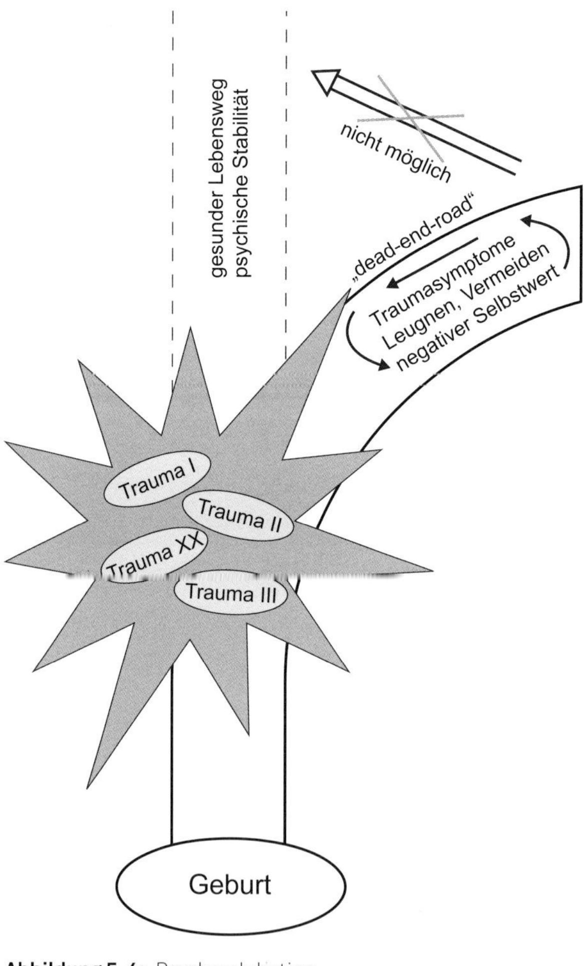


**Abbildung 5-4:** Psychoedukation

„In der Folge war es Ihnen nicht möglich, ein gesundes Leben mit allen Höhen und Tiefen, ohne psychische Störungen über längere Zeit zu führen. Stattdessen sind Sie auf einen sehr eingeschränkten Lebensweg (‚dead end road‘) gelangt mit vielen körperlichen und psychischen Beschwerden. Dadurch konnten Sie z.B. dieses und jenes nicht in Ihrem Leben erreichen (konkrete Beispiele nennen; im Fall der Krankenschwester z.B. keine feste Partnerbeziehung aufbauen und dem Wunsch, ein Medizinstudium zu beginnen, nicht nachkommen) und Ihr Leben hat sich so und so (konkrete Beispiele nennen) entwickelt. Das hat Sie immer wieder unzufrieden und unglücklich gemacht und Sie haben einiges versucht, um aus dieser ‚dead end road‘ herauszukommen. Was haben Sie alles unternommen?“

An dieser Stelle werden die erfolglosen Versuche der Patientinnen besprochen, die in der Regel von Vermeidungsverhalten (Drogen, Alkohol, exzessiver Sport, nicht wahrhaben wollen, zu vergessen versuchen, Selbstverletzungen, Selbstbeschuldigungen etc.) geprägt waren.

„Die meisten Versuche, zu einem zufriedenstellenden Lebensweg mit einem guten psychischen Funktionsniveau zu gelangen, sind gescheitert und haben zu mehr und mehr Verzweiflung geführt. Auch mehrere Therapieversuche und stationäre Psychiatrieaufenthalte führten zu keiner entscheidenden Besserung. Nun haben Sie sich noch einmal entschlossen, eine Therapie zu beginnen. Es ist so, dass es aus dieser ‚dead-end-road‘ leider keine Verbindung zu einem Lebensweg mit umfassender seelischer Gesundheit gibt, wie er Ihnen eigentlich zugestanden hätte. Wir können nicht ungeschehen machen, was Ihnen passiert ist, und sie können es auch nicht vergessen. Was meinen Sie selbst, was können Sie tun?“

An diesem Punkt äußern viele Patientinnen Gedanken, die in die Richtung gehen, es irgendwie lernen zu müssen, mit dem, was passiert ist, besser zu leben als bisher. Gleichzeitig betonen sie aber auch ihre Zweifel, ob sie es aushalten können, mit diesen schlimmen Erinnerungen zu leben. Therapeutisch sinnvoll ist es hier, psychoedukativ das Beispiel vom umgekippten Kleiderschrank einzuführen.

**Der umgekippte Kleiderschrank**

Die Therapeutin erklärt:

„Alles das, was an schlimmen Dingen in Ihrem Leben passiert ist, können wir beispielhaft erklären mit der Metapher des umgekippten Kleiderschranks. Aus diesem umgekippten Kleiderschrank sind viele Kleidungsstücke herausgefallen, die für Ihre traumatischen Erlebnisse stehen. Sie haben alles zusammen wieder schnell in den Kleiderschrank hineingestopft und die Tür zugeknallt, um dieses Elend nicht sehen zu müssen. Im Kleiderschrank liegt nun alles unaufgeräumt in einem Haufen. Ab und zu fällt eines dieser Kleidungsstücke von alleine aus diesem Schrank. Das ist ein Beispiel für Ihre Intrusionen und Flashbacks. Schnell stopfen Sie dieses Kleidungsstück zurück in den Schrank. Um zu verhindern, dass die Erinnerungen Sie überfallen, halten Sie bildhaft gesprochen krampfhaft die Schranktür zu. Sie können es sich nicht erlauben, diesen Schrank zu verlassen, da dann immer wieder die Tür aufspringt. So ist es für Sie gar nicht möglich, ein normales, gesundes Leben zu führen. In der Therapie werden wir gemeinsam diesen Schrank öffnen und uns alle Kleidungsstücke (Ihre schlimmen Erlebnisse) genau anschauen. Dann werden wir sie ordnen, legen also Hemden in das Fach für Hemden, Hosen in das Fach für Hosen, Socken in das Fach für Socken und so weiter. Am Schluss können Sie dann den gesamten aufgeräumten Kleiderschrank betrachten, in dem alles seinen Platz hat. Dann können Sie die Tür schließen, müssen nicht mehr befürchten, dass sie von alleine aufspringt, und können ihn hinter sich lassen und sich mit wichtigeren Dingen beschäftigen. Der Kleiderschrank ist aber nun einmal da in Ihrem Leben, Sie können ihn nicht einfach vergessen. Daher ist es gut, ab und zu zurückzugehen zu ihm, ihn zu öffnen und sich anzuschauen, was da alles gut gefaltet und geordnet an ihren Platz liegt. Danach können Sie sich wiederum dem zuwenden, was für Sie wichtig und sinnvoll ist.

Bei der Überlegung, die traumatisierten Patientinnen mit den erlebten Traumata zu konfrontieren, sich, wie es in der Kleiderschrankmetapher heißt, jedes Kleidungsstück, sprich jedes schreckliche Ereignis, genau anzuschauen, stellt sich natürlich die Frage, ob eine ausreichende Stabilität der Patientin dafür vorhanden ist. Deswegen wird an dieser Stelle die Notwendigkeit einer Stabilisierungsphase besprochen.

Anhand des Schaubilds „Trainingsphase" (siehe **Abb. 5-5**) wird erklärt:

„Möglicherweise empfinden Sie bei dem Gedanken, sich hier in der Therapie nochmal genau anzuschauen, was an schlimmen Dingen in Ihrem Leben passiert ist, Angst vor dem Schmerz und der Belastung, den das bereitet. Vielleicht haben Sie Bedenken, ob es Sie überfordert, oder Zweifel, ob Sie das schaffen können. Daher werden wir in einer Trainingsphase daran arbeiten, dass Sie eine dafür ausreichende Stabilität erlangen. Wir nennen das die Stabilisierungsphase. In dieser Phase erreichen wir nicht die Lösung Ihrer Probleme, sondern sie ist eine zeitlich begrenzte Übergangsphase, um Sie fit zu machen für die anstrengende und belastende Arbeit danach. Man könnte es vergleichen mit einem ungeübten Läufer, der einen 5000-Meter-Lauf machen möchte. Würde er sofort losrennen, wäre er nach

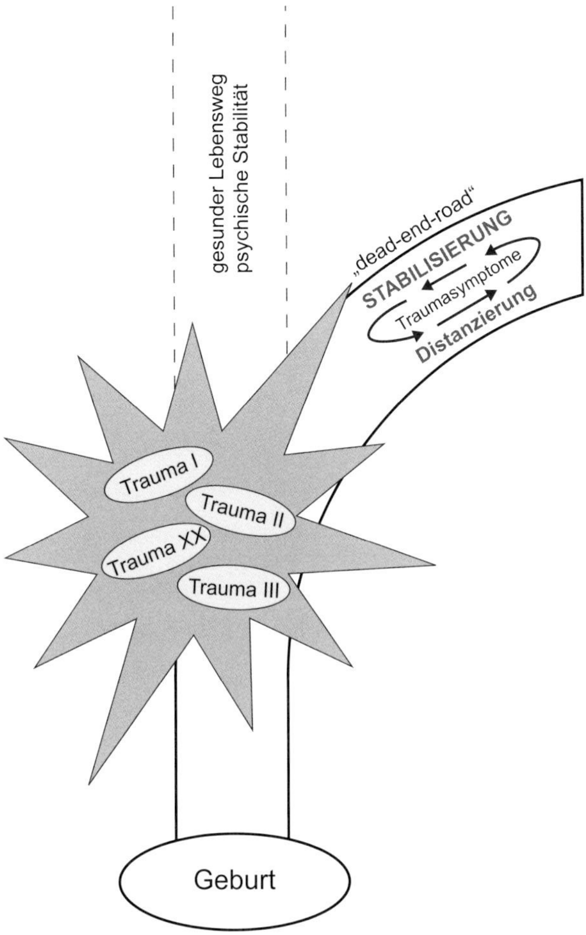


**Abbildung 5-5:** Trainingsphase

einigen hundert Metern am Ende seiner Kräfte. Erst mit einem wohldosierten Fitnesstraining wird er nach einer gewissen Zeit in der Lage sein, sein angestrebtes Ziel in Angriff zu nehmen und auch eine realistische Chance zu haben, es zu schaffen. Wie lange diese Stabilisierungsphase dauert, kann man jetzt noch nicht sagen. Bewährt hat sich dabei die Orientierung an dem Satz ‚So kurz wie möglich, aber so lange wie nötig‘. Und das ist natürlich bei jedem Menschen unterschiedlich.“

Die Therapeutin zeichnet das Schaubild Traumabewältigung (siehe **Abb. 5-6**) und erläutert:

„Wenn Sie die notwendige Stabilität erreicht haben, bearbeiten wir gemeinsam die verschiedenen Bereiche Ihrer traumatischen Erlebnisse mit dem Ziel, diese

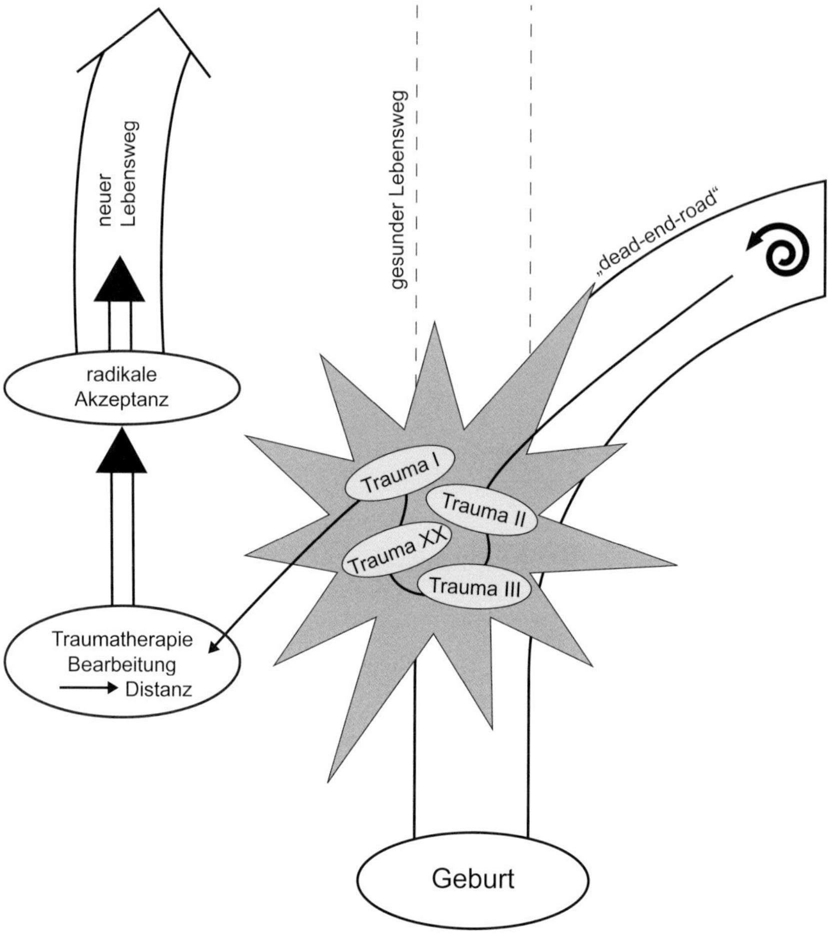


**Abbildung 5-6:** Traumabewältigung

geordnet hinter sich zu lassen und eine emotionale Distanz zu ihnen erlangen. Anschließend ist es wichtig, dass Sie sich klarmachen, dass es nur zwei Wege des Umgangs mit Ihren schlimmen Erfahrungen gibt. Entweder Sie hadern immer damit, dass das alles passiert ist, wollen es irgendwie ungeschehen machen oder es vergessen, was aber nicht gelingen kann. Aus dieser Haltung entsteht ein lebenslanges Leiden, und es ist unmöglich, einen psychisch gesunden Lebensweg einzuschlagen. Die zweite Möglichkeit besteht darin, dass Sie es lernen zu akzeptieren, dass Ihnen diese schlimmen Dinge passiert sind, weil Sie die Vergangenheit eben nicht ändern können. Sie nehmen es auch hin, dass es immer wieder schmerzt, wenn Sie an bestimmten Tagen von Erinnerungen überfallen werden. Aber Sie sagen sich, dass Sie es akzeptieren und das Beste daraus machen wollen. Wir nennen das ‚radikale Akzeptanz' (siehe Linehan, 1993). Darüber sprechen wir später noch genauer. Mit der Haltung der radikalen Akzeptanz steht Ihnen ein neuer Lebensweg offen, den Sie nach Ihren eigenen Vorstellungen gestalten können."

Im Folgenden sollen Fragen der Patientinnen geklärt werden. Weiterhin soll darauf hingewiesen werden, dass der Weg der Bearbeitung der Traumatisierungen kein leichter sein wird, aber dass es durch gemeinsame intensive Arbeit gelingen kann. In der Grundhaltung soll die Therapeutin die Metabotschaft vermitteln, dass es Wege zur erfolgreichen Traumabewältigung gibt und dass sie es der Patientin zutraut, einen solchen zu gehen.

## 5.3 Phase 3: Kontrollierte Traumaexposition (KTE)

### 5.3.1 Theoretischer Hintergrund

Die kontrollierte Traumaexposition (KTE) wurde in der praktischen Arbeit mit traumatisierten Patientinnen mit dem Ziel entwickelt, einen kompletten Überblick über das Traumaerlebnis zu bekommen. In Supervisionen von Traumatherapien war immer wieder aufgefallen, dass Therapeutinnen auch bei lang andauernden Psychotherapien oft nicht wussten, was genau während der Traumatisierung vorgefallen war. Das Trauma ist in seiner Erscheinungsweise oft so verletzend, bizarr, angstauslösend und bedrohlich, dass sowohl die Patientinnen als auch die Therapeutinnen es vermeiden, im Detail darüber zu sprechen. Auf diese Weise kann es zu einer Art unausgesprochenem Abkommen zwischen der Therapeutin und Patientin kommen, sich gegenseitig nicht zu belasten.

Versuche der Therapeutin, das Trauma zu explorieren, scheitern häufig an einer weiteren Hürde: Aufgrund der Komplexität und Informationsvielfalt des Geschehens, die auf die Betroffenen einwirken und sie überfordern, schwanken diese in ihrem Bericht häufig zwischen folgenden Ebenen: *Fakten, Emotionen, Reaktionen und Konsequenzen* (Horowitz & Reidbord, 1992).

Vermeidungstendenzen, auch aufseiten der Therapeutinnen, führen immer wieder dazu – gerade dann, wenn es zu dem „unaussprechlich Schlimmen" (Bettelheim, 1980) kommt –, dass die Patientin von der Ebene der Faktenschilderung in die Ebene der Emotionen wechselt, was die weitere Exploration des Geschehens verhindert. Die Patientin beginnt zu weinen, wird überflutet von Gefühlen, die sich mit Erinnerungsbildern und Körperreaktionen abwechseln. Die Therapeutin fühlt sich hilflos, das Gespräch zu strukturieren. Aus Angst vor einer Retraumatisierung der Patientin, zu der dieser unkontrollierte Wechsel zwischen den Ebenen durchaus führen kann, und aus der Angst der Therapeutin vor eigener Überbeanspruchung kommt es zu dem erwähnten „Abkommen" und einer gegenseitigen Schonung. Eine weitere Möglichkeit des Wechsels der Ebenen, die ein konsequentes Erheben der traumatischen Fakten verhindert, beobachten wir häufig immer dann, wenn es der Patientin zu belastend, zu „eng", zu „heiß" wird. Soll sie z. B. den Ablauf einer Vergewaltigung berichten, kann es sein, dass sie auf die Ebene der Reaktionen wechselt und von ihren körperlichen Symptomen wie Übelkeit, Bauchschmerzen oder anderen Körperempfindungen spricht. Oder sie thematisiert die negativen Konsequenzen, die für ihr Leben durch die Vergewaltigung entstanden sind, dass sie z. B. keine Zärtlichkeiten mit ihrem Partner mehr ertragen kann. Dadurch wird die Exploration des Traumas immer wieder unterbrochen und meistens nicht beendet. Die Fakten werden nicht vollständig exploriert. Die Überwindung der Angst vor den dissoziierten traumatischen Erinnerungen kann so nicht erreicht werden. Vom intrusiven Wiedererleben traumabezogener Gefühle und Empfindungen soll die Patientin zu einer traumabezogenen Schilderung kommen, formuliert van der Kolk das Ziel (van der Kolk, van der Hart & Marmar, 2000). Die spezifische individuelle Traumatisierung der Patientin wird bei einer Vermeidung nicht herausgearbeitet, vielmehr erhält die Patientin von ihrer Therapeutin die Metabotschaft, dass das Trauma offensichtlich so mächtig und verletzend ist, dass ein Gespräch darüber vermieden werden sollte. Diese vermeidende Kommunikation ruft bei der Patientin das Gefühl fehlender Unterstützung hervor. Eine Kapitulation vor den eigenen Problemen kann die Folge sein.

Unter Psychotherapeutinnen besteht häufig die irrige Annahme, Patientinnen durch ein Gespräch über die belastenden Details ihrer Traumatisierung automatisch zu retraumatisieren. Die Patientinnen aber tragen alle intrusiven Bilder, Gedanken, körperlichen Missempfindungen, Gerüche etc. in sich und wünschen sich, diese in einer geschützten, emotional kontrollierten Atmosphäre bearbeiten zu können. Reden Therapeutin und Patientinnen detailliert darüber, machen diese die Erfahrung, dass sie aktiv mit dem Geschehen umgehen können. Sie begreifen sich nicht länger als passive Opfer, die nur über ausgefeilte Vermeidungsstrategien den Alltag leben können.

Bei korrekter Durchführung einer KTE kommt es nicht zu unkontrollierten emotionalen Reaktionen oder gar zu Retraumatisierungen. Auswertungen hunderter KTE-Gespräche zeigen: Regelmäßig betonen Patientinnen, wie wertschätzend und befreiend gerade die Genauigkeit bei der Exploration traumatischer Details unter dem Schutz der Therapeutin (siehe dazu die Durchführungsempfehlungen in Kap. 5.3.4) ist.

Das Vorgehen basiert auf dem Critical-Incident-Stress-Debriefing-Konzept von Mitchell (2004), in dem bei der formalen Nachbearbeitung kritischer Ereignisse die Schilderung der Fakten durch die Betroffenen im Sinne einer Verhaltensanalyse (SORKC-Schema) getrennt werden von deren Gedanken, den Emotionen und den entstandenen Symptomen. In der kontrollierten Traumaexposition wird das gesamte Geschehen gemeinsam mit der Patientin in allen Details *unter kontrollierten Emotionen* durchgegangen. Der Unterschied zu früheren Gesprächen über die traumatische Erfahrung, z.B. im Familien- und Freundeskreis oder bei der Polizei, besteht in der therapeutischen Zielsetzung. Das bedeutet, dass

- sehr detailliert über die einzelnen Phasen des traumatischen Erlebnisses gesprochen wird,
- das Gespräch in einer sicheren, therapeutisch geführten Atmosphäre unter kontrollierten Emotionen stattfindet,
- ein Anfang, ein oder mehrere Höhepunkte und ein Ende der Belastung herausgearbeitet werden,
- dabei durch die fokussierte Aufmerksamkeit Erinnerungen aktiviert werden und vergessene Details wieder auftauchen können,
- die eigentliche individuelle Traumatisierung herausgearbeitet wird, die vorher in der Regel weder für die Patientin noch die Therapeutin verständlich war,
- eine Distanzierung vom Trauma erreicht wird und damit mindestens teilweise die Wiedererlangung eines Kontrollgefühls im Zusammenhang mit der traumatischen Erfahrung,
- eine Perspektive für die weitere Traumabewältigung erarbeitet wird.

### 5.3.2 Beschreibung

Die KTE hat eine explorative und eine konfrontative Phase mit folgender Struktur:

- Explorative Phase mit folgenden Ebenen:
  - Faktenebene
  - Symptomebene
  - Verhaltensebene
  - Bewertungsebene
- Konfrontative Phase mit folgenden Ebenen:
  - Rollenwechsel, Zusammenfassung, Distanzierung
  - das individuelle Trauma
  - Perspektive der weiteren Traumabewältigung

Im Folgenden soll die Struktur der einzelnen Elemente in den beiden Phasen näher erläutert werden.

#### 5.3.2.1 Explorative Phase

**Faktenebene:** Auf der Faktenebene erfragt die Therapeutin den genauen Ablauf der Traumatisierung. Sie lässt sich von der medizinischen Analogie leiten, dass sich eine Ärztin eine Fraktur im Röntgenbild im Detail anschauen muss, um die notwendigen therapeutischen Maßnahmen einleiten zu können. Die Therapeutin fordert die Patientin auf, den Ablauf der traumatischen Erfahrung, die bisher nur in der Exploration (Phase 1) kurz zur Sprache kam, von Anfang an zu erzählen, damit sie sich vorstellen kann, was *genau* passiert ist. Der Bericht der Patientin soll an einem Punkt beginnen, an dem noch alles normal war, kurz bevor das schreckliche Ereignis begann. Die Erfragung der Faktenebene ist der zeitaufwändigste Teil der KTE.

Die Leitfragen (W-Fragen) der Therapeutin lauten:

- „Was ist passiert?“
- „Was haben Sie gesehen?“
- „Was haben Sie gehört?“
- „Was haben Sie gerochen?“
- „Wo haben Sie gestanden, als es passierte? “
- „Wie sah der Täter aus? “
- „Was haben Sie wahrgenommen?“
- „Was war Ihre Funktion oder Rolle?“ (z. B. bei einem Feuerwehreinsatz)
- „Wie ging es dann weiter?“

Zuerst soll der Punkt herausgearbeitet werden, an dem die Patientin merkte, dass etwas außergewöhnlich Schlimmes passierte. An diesem Punkt werden die Kognitionen der Patientin festgehalten, um die Orientierung auf die kognitive Ebene zu fördern. Bei aufkommenden oder vermuteten Emotionen aufseiten der Patientin lässt die Therapeutin die Patientin ihre Gefühle während der Traumatisierung und in der aktuellen therapeutischen Situation benennen. Die Therapeutin signalisiert Verständnis für diese Gefühle, betont deren Angemessenheit, validiert sie, kehrt aber sofort auf die kognitive Ebene zurück. Dabei soll die Therapeutin auf die spätere Möglichkeit und Notwendigkeit der ausführlichen Aufarbeitung der Gefühle hinweisen.

Dieses Vorgehen wird als „emotionale Schleife“ bezeichnet. Die emotionale Schleife wird immer wieder durchgeführt, jedoch keinesfalls mit der Intention, die gesamte Bandbreite der Gefühle zu erforschen. Ein Eingehen auf die Gefühle im Sinne des gesprächspsychotherapeutischen „Verbalisierens emotionaler Erlebnisinhalte" ist an dieser Stelle kontraindiziert. Ziel ist es, die Patientin anzuleiten, das Trauma auf der kognitiven Ebene zu schildern und sie dabei zu begleiten. Durch häufig durchgeführte emotionale Schleifen kann es der Patientin gelingen, ihre bis an den Rand der Erträglichkeit belastenden traumatischen Erlebnisse in Worte zu fassen, ohne emotional zu dekompensieren. Würde man ihre Emotionen gar nicht beachten, sondern immer nur nach den weiteren Fakten fragen, fühlte sich die Patientin nicht verstanden, ihr Gefühlsdruck würde immer stärker und Dissoziationen und Retraumatisierung wären die wahrscheinliche Folge. Würde man den emotionalen Leidensdruck in dieser Phase ausführlich zum Thema machen, würden die Patientin und die Therapeutin in einen Gefühlsstrudel der Hoffnungslosigkeit gezogen, aus dem man kaum herauskommen kann und in dem man es nicht mehr schafft, das Ereignis auf der Faktenebene bis zum Ende zu berichten bzw. sich anzuhören. Die allermeisten der an Traumafolgestörungen leidenden Patientinnen wollen berichten, was ihnen widerfahren ist, und erleben am Ende ein Gefühl der Stärke, wenn sie das geschafft haben. Wenn sie aus einer Therapiestunde herausgehen und nur einen Teil ihrer traumatischen Erlebnisse berichten konnten, weil sie viel geweint haben und von ihrer Therapeutin in der genauen Schilderung ihrer schmerzhaften Gefühle empathisch begleitet wurden, fühlen sie sich eher schwach und frustriert.

**Beispiel einer emotionalen Schleife**

„Das ist jetzt ein schwieriger Punkt für Sie, an dem all Ihre Emotionen hochkommen ..."

Alternative 1: „... und an dem Sie weinen müssen." (Taschentuch reichen)
Alternative 2: „... an dem Sie zittern."
Alternative 3: „... an dem Sie körperlich ganz unruhig werden."
Alternative 4: „... an dem es Ihnen sehr schwerfällt, weiterzureden."

„Das kann ich gut nachempfinden und das ist ganz normal. Ich möchte Sie jedoch bitten, zunächst einmal bei der Schilderung der Fakten zu bleiben. Um Ihre Gefühle bei der Erinnerung an das Geschehen werden wir uns später ausführlich kümmern. Jetzt möchte ich erst einmal genau verstehen, was Ihnen passiert ist. Ist das okay?"

Auf Zustimmung der Patientin warten: „Wie ging es dann weiter?"

Zustimmung der Patientinnen kommt so gut wie immer. Sollte eine Patientin nicht zustimmen, gehen wir zurück zum Therapierational.

„Ich kann es verstehen, dass es sehr schwer für Sie ist, über Ihre Erfahrungen zu sprechen. Aber denken Sie daran, dass Sie hier sicher sind und dass wir uns an etwas erinnern, was vorbei ist. Wenn Sie darüber reden, können Sie es eher hinter sich lassen."

„Wir sind jetzt dabei, den Kleiderschrank aufzuräumen ..."

„Über Ihre Emotionen werden wir später ausführlich reden. Jetzt bleiben wir erst einmal nur bei den Fakten. Ist es okay für Sie, hier weiterzumachen?"

*Abbruchkriterium*
Ein Abbruchkriterium ist, wenn sich die Patientin dreimal weigert, weiter das Geschehene zu berichten. Hier muss die Therapeutin akzeptieren, dass es der Patientin noch nicht möglich ist, genauer über die Traumaerfahrungen zu reden. Die Therapeutin muss darauf eingehen, welche Gründe die Patientin behindern (z.B. berufliche Stresssituation oder familiäre Konflikte) und eventuell noch eine weitere Stabilisierungsphase einfügen.
Alle besonders belastenden Stationen des Geschehens, die sogenannten „Hotspots", sollen genau beleuchtet werden. Auf diese Weise wird der gesamte Vorgang bis zu dem definierten Ende, dem sogenannten „Ruhepol" exploriert. An diesem Punkt befindet sich die Patientin wieder in Sicherheit, die traumatische Situation ist eindeutig vorbei. Auch wenn sich hier noch eine lange Leidensgeschichte mit unter Umständen weiteren sehr belastenden Erfahrungen anschließt, wie z.B. ein Krankenhausaufenthalt nach einem Mordanschlag mit mehreren Operationen, wird die KTE an dem Punkt beendet, an dem klar war, dass die Patientin den Anschlag überlebt hat und jetzt gut versorgt wird.

**Symptomebene:** Im zweiten Schritt geht es um die Exploration der körperlichen und psychischen Reaktionen auf das Trauma. Alle während des Vorfalls entstandenen körperlichen Verletzungen und deren medizinische Versorgung werden erfragt, ebenso alle bis zum derzeitigen Stand der Therapie aufgetretenen psychischen Beschwerden, wie beispielsweise Ängste, Schlafstörungen, depressive Stimmungen etc. Es geht in diesem Schritt nicht nur um ein Abfragen der PTBS-Symptomatik, sondern in offenen Fragestellungen auch um den gesamten Bereich der komorbiden Störungen. Bei der Auflistung aller körperlichen und psychischen Beschwerden kann es bei der Patientin zu Gefühlsspannungen und zu emotionalen Belastungen kommen, die ebenso wie in der Faktenphase mit der emotionalen Schleife aufgefangen werden.

**Verhaltensebene:** Bei der Verhaltensebene der KTE geht es darum, die nach dem Trauma neu aufgetretenen Verhaltensweisen zu eruieren. Ziel ist es, Vermeidungsverhalten und sozialen Rückzug zu erkennen und zu benennen. Auch neue pathologische Verhaltensweisen sind von Belang, wie etwa Zwangshandlungen oder das (Wieder-)Entdecken einer Ressource, wie z. B. sportliche Aktivitäten oder die Intensivierung einer Beziehung zu einem Familienmitglied, einem Freund oder einem Arbeitskollegen.

**Bewertungsebene:** In der vierten Phase geht es um die Identifizierung von Schuld- und Schamgefühlen. Viele Traumatisierte leiden unter Schuldgefühlen, weil sie unfähig waren, das Trauma zu verhindern oder seinen Verlauf zu beeinflussen (Ehlers, 1999). Sie hatten die Kontrolle über die traumatische Situation verloren. „Die Illusion der Kontrollierbarkeit durch die Verantwortungsübernahme ist allerdings dysfunktional“ (Michael, Sopp & Maercker, 2018, S. 110) und verstärkt den Leidensdruck der Betroffenen. Die Zusammenhänge zwischen dysfunktionalen Gedanken und ihren Schuldgefühlen sind für die Betroffenen in der Regel nicht zu durchschauen. Daher weisen sie häufig die Frage der Therapeutin nach Schuldgefühlen als ungerechtfertigten Vorwurf zurück, fühlen sich zu Unrecht beschuldigt oder ziehen den Schluss, dass auch die Therapeutin von ihrer Schuld überzeugt ist. Das Thema Schuld muss sehr sensibel bearbeitet werden. Aus diesem Grund wird in der Bewertungsebene neutral danach gefragt, wie die Betroffene ihr Handeln während des traumatischen Geschehens bewertet. Dann fällt es ihr leichter, selbstexplorativ zu diesem Thema bei sich nachzuspüren und eventuell auch ihre Ambivalenz zur empfundenen Schuld zum Ausdruck zu bringen.

**Beispiel**

Sechs Bergleute des Grubenunglücks von Borken mit 51 Toten wurden nach 3 Tagen lebend geborgen. Auf die Frage, wie er sein eigenes Handeln während des Eingeschlossenseins und seine Rettung bewertet, sagte einer der Geretteten unter Tränen: „Also, da fühlt man sich irgendwie schuldig, also nicht schuldig, sondern irgendwie komisch, wenn man weiß, die Anderen sind alle unten geblieben ...“ Die frühere Frage nach einer Überlebensschuld hatte er dagegen verneint.

Es ist in diesem Zusammenhang zu unterscheiden zwischen

- realer Schuld;
- irrealen Schuldgefühlen;
- Schuldgefühlen, das Unglück ausgelöst zu haben;
- Schuldgefühlen, das Unglück nicht verhindert zu haben;
- Schuldgefühlen, den Tod eines anderen Menschen verursacht zu haben;
- Überlebensschuld.

Angedeutete oder berichtete Schuldgefühle werden von der Therapeutin lediglich registriert. Auf keinen Fall soll eine von der Patientin geäußerte Schuld während der KTE von der Therapeutin kommentiert oder bewertet werden, auch nicht in einer entlastenden Form. Das Gefühl der Patientin, auch bei der Problematik der empfundenen Schuldgefühle von der Therapeutin verstanden zu werden, wird am ehesten durch eine sachliches Wiederholen der Worte der Patientin gefördert. Besonders bei irrealen Schuldgefühlen sollte die Therapeutin in dieser Phase der Therapie nicht versuchen, diese zu relativieren oder der Patientin die Schuldgefühle zu nehmen, denn damit erreicht sie oft das Gegenteil von dem, was sie wollte. Die Patientin fühlt sich von der Therapeutin nicht verstanden in ihrem unerträglichen Schuldgefühl und muss noch deutlicher machen, wie schlimm es ist, sich schuldig zu fühlen.

Sowohl bei realer Schuld wie auch bei irrealen Schuldgefühlen ist es sinnvoll, am Ende darauf hinzuweisen, dass man sich zu einem späteren Zeitpunkt der Therapie diesem Thema noch genauer widmen wird.

#### 5.3.2.2 Konfrontative Phase

**Rollenwechsel, Zusammenfassung, Distanzierung:** Nach den vier vorangegangenen Ebenen sind alle relevanten Informationen zum Trauma erhoben. Die Therapeutin nimmt nun einen Rollenwechsel vor und fasst den Bericht der Patientin zusammen. Anhand der Aufzeichnungen, die die Therapeutin während der explorativen Phase angefertigt hat, wiederholt sie nun möglichst genau zunächst aus der Faktenebene und in den Formulierungen der Patientin, was dieser während der Traumatisierung widerfahren ist. Dabei bittet sie die Patientin, sich zurückzulehnen, genau zuzuhören und sie gegebenenfalls zu korrigieren. Die Patientin und die Therapeutin tauschen nun die Sitzplätze, das verdeutlicht den vollzogenen Rollenwechsel: Die Therapeutin übernimmt gewissermaßen die Rolle der Traumatisierten. Diese wird zur distanzierten Beobachterin und kontrolliert die Schilderung der Therapeutin auf ihre Richtigkeit.

Es ist möglich, dass der Patientin dabei zusätzliche Details einfallen, die sie vorher nicht erinnern konnte. Nicht selten werden die in der Definition der PTBS nach DSM-V beschriebenen (Teil-)Amnesien des traumatischen Geschehens spontan wieder erinnerbar und können benannt werden. Zum Abschluss kann die Therapeutin sich noch einmal durch Nachfragen versichern, ob sie mit ihrer Zusammenfassung die Patientin richtig wiedergegeben hat. Anschließend spiegelt die Therapeutin der Patientin ihre Symptome, ihre neuen oder geänderten Verhaltensweisen und die Bewertung ihres eigenen Verhaltens. In dieser Phase erlebt die Patientin eine Distanzierung vom Trauma, sie kann das Geschehen sozusagen von außen betrachten (siehe Wirkungsweise, Kap. 5.3.3).

**Individuelles Trauma:** Nachdem die Patientin bestätigt hat, dass die Therapeutin sie in allen Einzelheiten richtig verstanden hat, fragt die Therapeutin die Patientin, was für sie das Schlimmste, das Verletzendste, das Erniedrigendste gewesen sei. In den allermeisten Fällen kann die Patientin sofort eine bestimmte Situation, einen gesagten Satz, ein Gefühl, ein unter Umständen kleines Detail nennen, das den Kern der Belastung, das individuelle Trauma repräsentiert. Das individuelle Trauma muss nicht unbedingt ein Detail aus den berichteten Fakten sein, sondern kann sich auch auf die Symptome, die Verhaltensänderungen oder die Bewertung beziehen. Die individuelle Traumatisierung war der Patientin häufig selbst vorher nicht klar und somit nicht verbalisierbar.

Für die Therapeutin ergeben sich an diesem Punkt oft Überraschungen: Häufig denkt sie, die Patientin verstanden zu haben, sie glaubt, den Grund zu wissen, warum diese traumatisiert ist. Die individuelle Traumatisierung der Patientin hat jedoch in sehr vielen Fällen einen Fokus, den die Therapeutin kaum erahnen konnte. Die Therapeutin könnte etwa bei einem Unfallpatienten den Eindruck gewonnen haben, der Kern der Traumatisierung seien besonders die intrusiven Bilder von dem Unfallgegner, der bei dem Unfall bis zur Unkenntlichkeit entstellt war und umgekommen ist, in Wirklichkeit aber haben ihn besonders die Schreie eines unbeteiligten Zuschauers erschüttert.

**Beispiel 1: Grubenwehrmann**

Der 29-jährige Grubenwehrmann war bei einem Grubenunglück im Einsatz und musste dort mit seinem Einsatztrupp Tote bergen. Der Auftrag war, jeweils einen Toten in einen Bergungssack einzupacken und dann in einer engen Gondel im direkten Körperkontakt mit dem Geborgenen aus dem Schacht auszufahren. Anschließend musste er einzelne Leichenteile in Plastiksäcke einsammeln und über Tage bringen. Er fuhr mehrere Male ein und aus und wurde über Tage immer wieder mit dem Leid der wartenden Angehörigen konfrontiert.

Aufgrund der äußerst belastenden traumatischen Erlebnisse glaubt man, schnell verstanden zu haben, warum dieser Grubenwehrmann alle Symptome einer PTBS zeigt. Auf die Frage nach dem Schlimmsten jedoch nennt er nicht die beklemmenden Erlebnisse beim Bergen der Toten und beim Aufsammeln der Leichenteile, sondern die über Tage wartenden Frauen und dass er sich als Versager erlebt habe, weil er es nicht geschafft habe, ihnen Trost zuzusprechen.

**Beispiel 2: Syrischer Flüchtling**

Die 38-jährige Jesidin aus Syrien war während der kriegerischen Auseinandersetzungen in Syrien wochenlang vom IS verfolgt und eingesperrt gewesen. Dort war sie schlimmsten Demütigungen und Grausamkeiten ausgesetzt, die sie entweder selbst erlitt oder mit ansehen musste. Sie wurde mehrfach vergewaltigt und lebte unter unvorstellbar schlimmen hygienischen Verhältnissen.
Auf die Frage nach dem Schlimmsten nennt sie nicht wie erwartet bestimmte Details der Vergewaltigungen oder ihrer erlittenen Entbehrungen, sondern dass sie von ihrem Vergewaltiger etwas zu essen angenommen habe.

In beiden Fällen handelt es sich bei der individuellen Traumatisierung also um Punkte, an denen die Personen mit sich selbst in Konflikt kamen, weil sie ihren eigenen Grundsätzen, denen sie sich verpflichtet fühlten, bedingt durch die traumatische Situation nicht mehr gerecht werden konnten. Häufig kommt es bei der Fokussierung auf das individuelle Trauma zu einer deutlichen Affektbeteiligung bei der Patientin. Diese ist in der Regel jedoch kognitiv und von einer gewissen Distanziertheit getragen. Nur in äußerst seltenen Fällen kommt es zu einem unkontrollierten emotionalen Ausbruch. In jedem Fall sollten die an diesem Punkt deutlich werdenden Emotionen über das oben beschriebene Ausmaß der „emotionalen Schleife" hinaus (nur kurzes Widerspiegeln der Emotion, ohne näher darauf einzugehen) therapeutisch aufgenommen und begleitet werden. Dazu signalisiert die Therapeutin an diesem Punkt empathisches Verständnis, erörtert die Bedeutung des individuellen Traumas für das gegenwärtige und die Auswirkungen auf das zukünftige Leben der Patientin und macht deutlich, dass dieses zentrale Gefühl der Patientin Hauptthema im Verlauf der Therapie sein wird.

Ziel der KTE mit der Fokussierung auf das individuelle Trauma ist es, herauszuarbeiten, dass es eine Perspektive der Traumabewältigung gibt und dass die Patientin dazu gerade den ersten Schritt getan hat, indem sie es gewagt hat, ihre traumatischen Erlebnisse in Worte zu fassen und ihre innere Verletztheit einem anderen Menschen mitzuteilen. Diese Leistung soll besonders gewürdigt werden.

### 5.3.3 Wirkungsweise

Die Patientin fühlt sich an die Hand genommen und „durch das Trauma geleitet". Sie steigt intensiv in die traumatische Erinnerung ein und sieht die einzelnen Stationen zeitlupenartig vor sich. Es entstehen Spontantrancen, die es ermöglichen, Einzelheiten wie in einem fokussierten Brennglas genau zu betrachten und vergessene Details zu erinnern. Physiologische Begleiterscheinungen wie Schwitzen, Herzklopfen, gesteigerte Erregung sind für die Patientin wahrnehmbar und für die Therapeutin beobachtbar. Die Emotionen werden von der Therapeutin wahrgenommen und gewürdigt, aber durch deren Instruktion, sich jetzt auf den Tatsachenbericht zu konzentrieren, wird die Patientin nicht von ihnen überschwemmt. Sie wird immer wieder auf die kognitive Ebene geführt. Aus diesen Erfahrungen gewinnt sie einen ersten Eindruck von der Möglichkeit, wieder Kontrolle über ihre Emotionen und über die Traumatisierung zu erlangen. Durch diese Aktivierung des präfrontalen Cortex wird eine Hemmung des emotionalen Zentrums erreicht.

Die Patientin macht die Erfahrung, dass es bei der Traumatisierung einen Anfang, einen oder mehrere Höhepunkte und einen Endpunkt gab und dass es ihr bei der Rekapitulation der Erlebnisse mit ihrer Erregung genauso ergeht. Sie erkennt eigenes Vermeidungsverhalten und kann ihre (irrationalen) Schuldgefühle in Worte fassen. Die Genauigkeit der Exploration wird als angenehm empfunden. Dadurch fühlt sich die Patientin verstanden und in ihrer Symptomatik gewürdigt.

Bei der Zusammenfassung des Erlebten durch die Therapeutin steigt die Patientin zum ersten Mal aus ihrer Opferrolle aus. Durch die Instruktion, genau darauf zu achten, ob die Therapeutin sie richtig wiedergibt, übernimmt sie die Rolle der Beobachterin oder Kontrolleurin, die das Geschehen steuern kann. Dies ist eine wichtige Lernerfahrung, die ein wertvolles Gegengewicht zu der im Trauma erlebten Hilflosigkeit bei der weiteren Bewältigung darstellt. Nach der Zusammenfassung durch die Therapeutin wird es für viele Patientinnen erst richtig spürbar, was mit ihnen auf der psychischen Ebene passiert ist und worin genau die individuelle Traumatisierung liegt.

Bei beiden, Therapeutin und Patientin, entsteht der Eindruck eines gemeinsam gemalten Bildes oder eines vor ihnen ausgebreiteten Teppichs – das Trauma –, das man nun betrachten und therapeutisch angehen kann. Die Patientin empfindet nach der KTE eine neue Stärke, weil sie „durch das Trauma durchgekommen" ist, ohne für sie besonders belastende Details vermeiden zu müssen.

Sie spürt die Metabotschaft der Therapeutin, dass sie sie für stärker hält als das Trauma. Das Schema der KTE (siehe Zusatzmaterialien) gibt der Therapeutin Sicherheit, das Gespräch strukturiert ablaufen zu lassen, auch wenn sehr belastende Traumaschilderungen Unsicherheit hervorrufen. Die Beziehung zwischen der Patientin und Therapeutin wird gefestigt. Nach der KTE berichten die Patientinnen häufig das Gefühl eines Aufteilens der Belastung auf zwei Personen (die Patientin selbst und die Therapeutin: „Geteiltes Leid ist halbes Leid.") und erkennen eine Perspektive der Traumabewältigung.

Eine gute KTE ist die beste Stabilisierung der Patientin in dieser Phase der Therapie, und die Therapeutin-Patientin-Beziehung ist absolut gefestigt.

### 5.3.4 Hinweise zur Durchführung

**Sitzordnung:** Die Therapeutin und die Patientin sitzen in einem offenen „V" und nicht direkt gegenüber. Auf diese Weise ist es der Patientin möglich, ins Leere zu schauen und die Therapeutin nur dann durch Drehen des Kopfes aktiv anzuschauen, wenn sie es wirklich will. Diese Sitzordnung erleichtert es der Patientin, die fast immer mit einem Trauma verbundenen Schamgrenzen beim Berichten zu überwinden, weil sie die Therapeutin nicht anschauen muss. Die Therapeutin bietet ihrerseits den Blickkontakt die gesamte Zeit über an, die Patientin begegnet ihm nur, wenn sie es will und ertragen kann. Ferner kann die Patientin in ihrer Erzählung leichter in die beschriebenen Spontantrancen eintauchen, wenn sie der Therapeutin nicht ins Gesicht schauen muss.

**Instruktion:** Die Therapeutin erklärt der Patientin, dass sie sich zunächst ein genaues Bild verschaffen muss, um ihr überhaupt helfen zu können. Dabei kann es hilfreich sein, vor den therapeutischen Maßnahmen die schon erwähnte Analogie zu medizinischen Untersuchungen anzuführen, z. B. röntgen oder „durchleuchten" bei einem Knochenbruch.

**Strukturierung:** Die Therapeutin hat das Schema KTE (siehe Zusatzmaterialien) vor sich liegen und hält sich an die vorgegebene Struktur. Sie kann sich immer wieder daran orientieren, welche Fragen als nächstes gestellt werden sollen.

**Zeitform:** Es ist strikt darauf zu achten, dass der Bericht in der Vergangenheitsform abläuft! Eine Schilderung in der Gegenwart wäre zu dicht und zu nah und würde die Gefahr einer affektiven Überschwemmung provozieren.

**Offene Fragen:** Die Erfragung der Faktenphase geschieht mit offenen „W-Fragen". Was ist passiert? Was haben Sie gesehen? Wo haben Sie gestanden? Wer war dabei? Es werden keine Alternativen vorgegeben (nicht: „Haben Sie sich angespannt oder ängstlich gefühlt?", sondern: „Wie haben Sie sich gefühlt?"). Es werden keine suggestiven Fragen verwendet.

**Einstieg Normalität:** Der Einstieg beginnt mit der Aufforderung zur Schilderung, „als noch alles normal war". Dabei wird auf Einzelheiten eingegangen, wie z.B.: „Was für ein Wochentag war es?", „Welche Kleidung haben Sie getragen?", „Welche Farbe hatte das Auto?", „Wo haben Sie gesessen?". Es ist darauf zu achten, dass der Zeitpunkt gewählt wird, der kurz vor Beginn des traumatischen Ereignisses liegt. Ein zu langes Besprechen der Situation vor dem Trauma fördert Vermeidungstendenzen bei der Patientin und bei der Therapeutin.

**Protokollieren:** Die Therapeutin protokolliert den Bericht der Patientin stichwortartig. Kernsätze und -wörter sollen möglichst wörtlich festgehalten werden, um sie später in der Zusammenfassung in den Worten der Patientin wiedergeben zu können. Dadurch fühlt sich die Patientin besser verstanden. (Beispiel: Patientin: „Da ist mir das Herz in die Hose gerutscht!" Therapeutin: „Da ist Ihnen das Herz in die Hose gerutscht! und nicht „Da haben Sie sich erschreckt!".)

**Langsamkeit:** Von Anfang an soll die Therapeutin Ruhe in den Prozess hineinbringen und das Vorgehen verlangsamen. Patientinnen neigen dazu, gewissermaßen mit Scheuklappen narrativ schnell durch die Geschichte „durchzuhasten". Das ist eine Vermeidungsstrategie, sie erzählen nur oberflächlich ihre „Story", und das haben sie in der Regel schon mehrfach vorher getan, ohne dass es ihnen entscheidend geholfen hätte. Die Therapeutin kann z.B. sagen: „Halt, langsam, da bin ich noch nicht! Bitte nochmal zurück zu Punkt X", oder „Bitte langsam, ich möchte es genau verstehen und ich brauche etwas mehr Zeit zum Mitschreiben".

**Ernsthaftigkeit und Genauigkeit:** Durch ihr genaues Nachfragen und durch eine zugewandte Haltung verdeutlicht die Therapeutin, dass sie die Patientin und deren Traumatisierung ernst nimmt. Die Sprechweise soll klar und fest sein, einfühlsam, aber nicht bemitleidend. Details des traumatischen Geschehens müssen genau nachgefragt werden. Ziel ist es, dass die Patientinnen auch die schrecklichsten Bilder, die sie im Kopf haben, in Worte fassen können.

**Beispiel**

Eine Lehrerin, die den Amoklauf von Erfurt erlebt hat, berichtet, wie sie ihre erschossene Kollegin gefunden hat, die in einer Blutlache auf dem Boden lag. Die Therapeutin fragt detailliert,

- wie sie dort gelegen hat, auf welcher Seite, in welcher Lage,
- was die Patientin genau gesehen hat,
- wie die Schusswunde aussah,

- ob sie etwas gerochen hat,
- ob und wie sie die Tote berührt hat, wie sich das angefühlt hat.

Bei dieser KTE z.B. stellt sich heraus, dass die Patientin besonders unter dem Bild leidet, das sie gesehen hat, wie Gehirnmasse aus dem Kopf quoll, und dass sie den Geruch von Blut und Urin wahrgenommen hat.

Wenn Patientinnen aus einer KTE hinausgehen mit dem Eindruck, dass sie zwar viel erzählen konnten, aber die schrecklichsten Eindrücke nicht schildern bzw. der Therapeutin nicht zumuten konnten, können sie sich nicht richtig verstanden und entlastet fühlen. Bleibt der Eindruck des Unaussprechlichen bestehen, wird der empfundene Traumadruck für die Patientin immer stärker.

**Skizze:** Wenn sich die Therapeutin z.B. bestimmte Örtlichkeiten nicht exakt vorstellen kann, bittet sie die Patientin, eine Skizze anzufertigen, aus der der Ort des Geschehens und die Stelle, an der die Patientin sich befand, eindeutig hervorgehen.

**Körperhaltungen zeigen lassen:** Zur Verdeutlichung kann sich die Therapeutin bestimmte Körperhaltungen zeigen lassen, z.B.: „Zeigen Sie mal, wie waren Ihre Hände gefesselt?“ Achtung: Lassen Sie sich keine erniedrigenden Körperhaltungen zeigen! Diese können eine Retraumatisierung oder Dissoziation bewirken.

**Traumafilm:** Die Therapeutin muss so genau nachfragen, dass sie sich das gesamte Geschehen wie einen Film vor ihrem inneren Auge ansehen kann. Immer dann, wenn Lücken entstehen, wenn sie den nächsten Schritt nicht nachvollziehen kann, muss sie den Bericht der Patientin stoppen und Genauigkeit hineinbringen. Wenn die Therapeutin bei sich die Tendenz spürt, dass es ihr bei einem Detail schwerfallen würde, nachzufragen, sollte sie unbedingt überprüfen, ob es sich um eine eigene Vermeidung handelt. Häufig liegt hier einer der „Hotspots“ der Belastung bei der Patientin.

**Emotionale Schleife für die Patientin:** Während der explorativen Phase ist die Therapeutin gehalten, immer dann eine emotionale Schleife einzuweben, wenn sie Belastungen anhand von Mikroveränderungen in der Mimik, Gestik oder Körperhaltung der Patientin wahrnimmt. Indikatoren neben anderen können sein: schwitzen, erröten, sich räuspern, Unruhe im Bein oder Fuß, Dissoziationen, Weigerungen der Patientin, weiterzureden. Bei affektarmen Patientinnen kann die Therapeutin die emotionale Schleife auch bei vermuteten Emotionen durchführen, um die Angemessenheit von Emotionen bei Belastungen zu unterstreichen.

**Emotionale Schleife für die Therapeutin:** Wenn es der Therapeutin selbst zu belastend wird und sie spürt, dass sie die Schilderungen der Traumatisierung zu sehr aus der Fassung bringen, kann sie eine emotionale Schleife für sich selbst durchführen, z. B. mit den Worten: „Ein Moment bitte, jetzt muss ich erst einmal durchatmen, das ist wirklich schlimm ..." Im Stillen kann sie sich sagen, dass sie sich später in der Supervision um ihre eigenen Gefühle kümmern wird. Dadurch wird es ihr auch möglich, die Wirkweise der emotionalen Schleife bei sich selbst festzustellen, und sie kann anschließend wieder auf der kognitiven Ebene weiteragieren. Sollten der Therapeutin Tränen kommen, ist das im Prinzip nicht schlimm. Die Situation kann genutzt werden, die eigene Empathie zu zeigen, beispielsweise mit den Worten: „Das bewegt mich sehr!" Dann kann sie ein Taschentuch nehmen, ihre Tränen abwischen, durchatmen, die Entlastung durch den gesagten Satz spüren und dann im Sinne des Lernens am Modell zur Patientin sagen: „Und wie ging es dann genau weiter?" Hinweis: Die Therapeutin sollte nicht mehr weinen als die Patientin 😊

**Anfangspunkt der Traumatisierung:** Der Punkt, an dem es der Patientin klar wurde, dass etwas Schlimmes passierte, ist genau festzuhalten. Hier sind Kognitionen und Emotionen zu erfragen und eine emotionale Schleife durchzuführen: „Was haben Sie da gedacht?", „Wie ging es Ihnen damals?", „Wie geht es Ihnen jetzt im Moment?", „Jetzt möchte ich wissen, wie es weiterging!".

**Im engen Rapport bleiben:** Während der Schilderung der traumatischen Erlebnisse soll die Therapeutin immer im engen Rapport mit der Patientin bleiben. Dazu hilft es, Blickkontakt zu halten (siehe oben: Sitzordnung) bzw. immer wieder beim Mitschreiben aufblicken und verbale und nonverbale Rückmeldungen des Verständnisses zu geben („Hmm" und Nicken).

**Schlüsselwörter:** Schlüsselwörter sind diejenigen, mit denen die Patientin versucht, die Bedrohung, das Grauenvolle, das unvorstellbar Schlimme zu erfassen. Solche Schlüsselwörter werden von der Therapeutin kommentarlos wiederholt. „Dann hat er mich ins Gesicht geschlagen!" – Schlüsselwort: „ ins Gesicht", oder: „Der Tote sah aus, als ob er mich anschaute!" – Schlüsselwort: „Sie anschaute." Dadurch wird das Gefühl der Patientin gestärkt, sich von der Therapeutin genau verstanden zu fühlen.

**Verhaltensphase:** Vermeidungsverhalten der Patientin kann wie folgt erfragt werden: „Was können Sie seitdem nicht mehr machen?"

**Schuldgefühle:** Schuldgefühle sollten während der KTE der Patientin niemals ausgeredet oder relativiert werden. Es geht ausschließlich darum, festzustellen, ob und welche Schuldgefühle von der Patientin empfunden werden, worin sie ihre Schuld sieht, auch wenn die Schuldgefühle vollkommen unrealistisch und unangemessen sind. Die Therapeutin soll nachvollziehen, wie belastend es sich für die Patientin anfühlt, dass etwas so Schlimmes passiert ist und sie sich auch noch dafür schuldig fühlt.

**Platzwechsel:** Vor der Zusammenfassung sollen die Therapeutin und die Patientin die Plätze tauschen. Formulierungsvorschlag für den Platzwechsel: „Ich glaube, dass ich nun gut verstanden habe, was Ihnen widerfahren ist. Ich möchte aber jetzt überprüfen, ob ich Sie wirklich genau verstanden habe. Dafür wiederhole ich jetzt noch einmal, was Sie mir berichtet haben. Ihre Aufgabe ist es, zu kontrollieren, ob ich alles richtig wiedergebe. Und um deutlich zu machen, dass wir jetzt etwas anderes machen als vorher, tauschen wir die Plätze.“

Durch den Platzwechsel entsteht bei der Patientin das Gefühl, aus der Rolle der Betroffenen auszusteigen und eine andere Rolle anzunehmen. Sie übernimmt die Aufgabe, zu kontrollieren, ob die Therapeutin alles genau wiedergibt, und erlebt damit ein dem im Trauma empfundenen schmerzhaften Kontrollverlust entgegengesetztes starkes und selbstwirksames Gefühl.

**Zusammenfassung:** Die Zusammenfassung geschieht anhand der gemachten Aufzeichnungen in der „Sie-Form“ und ebenso wie die Schilderung der Patientin in der Vergangenheit. Dabei sollte sehr präzise vorgegangen werden, keine Details sollten ausgelassen werden und es sollten möglichst viele Formulierungen der Patientin wörtlich benutzt werden. Die Zusammenfassung bezieht sich auf alle Phasen: Fakten, Symptome, Verhalten, Bewertung.

**Individuelles Trauma:** In der Regel ist es ein bestimmtes Detail, das für die Patientin den Kern ihrer Traumatisierung ausmacht. Wenn wir dieses individuelle Trauma nicht kennen, therapieren wir unter Umständen an der für die Patientin wichtigsten Belastung vorbei. Am Ende der Zusammenfassung soll die Frage nach dem individuellen Trauma in etwa mit folgenden Worten eingeleitet werden: „Habe ich alles korrekt wiedergegeben?“ Falls es eine oder mehrere kleine Korrekturen der Patientin gibt, sollen diese noch in die Aufzeichnung der Therapeutin eingefügt werden.

**Formulierungsvorschlag für die Exploration des individuellen Traumas:** „Von all dem, was ich Ihnen jetzt wiedergegeben habe, was war und ist für Sie das Schlimmste?“ Das individuelle Trauma bezieht sich meistens auf ein Detail aus der Faktenphase, kann aber ebenso ein Symptom oder eine Verhaltenseinschränkung sein. (Beispiel: „Das Schlimmste ist, dass ich mein Bein verloren habe bei dem Unfall.“ Oder: „Das Schlimmste ist, dass ich seitdem aus Angst nicht mehr arbeiten gehen kann.“) Beim individuellen Trauma sollte die Therapeutin besonders auf die Emotionen eingehen. Sie sollte versuchen zu erfassen, was es für das Leben der Patientin bedeutet, diese schlimme Erfahrung gemacht zu haben.

**Abschluss:** Der Abschluss sollte die Entwicklung einer Perspektive der Traumabewältigung sein. Auch wenn das Trauma noch so schrecklich und verletzend war, hat die Patientin es jetzt geschafft, mit einem Menschen diese traumatische Erfahrung zu teilen. Das war der hoffnungsvolle Anfang für weitere Schritte der Traumabewältigung. Formulierungsvorschlag: „Sie haben heute sehr gute Arbeit geleistet! Das war ein mutiger und wichtiger Schritt auf dem Weg der Traumabewältigung. Da ich jetzt genau weiß, was Ihnen geschehen ist und was an dem Ganzen für Sie das Belastendste war, können wir gemeinsam den Weg weitergehen. Ich werde Ihnen im Weiteren immer einen Vorschlag machen für den nächsten Schritt, und Sie entscheiden, ob sie diesen Schritt für sinnvoll erachten und ob Sie ihn gehen wollen. Es kann gut sein, dass in den kommenden Tagen vermehrte Erinnerungen an das Ereignis auftreten. Das ist ein gutes Zeichen, dass Sie dabei sind, das Ereignis zu bearbeiten und hinter sich zu lassen."

### 5.3.5 Weitere Beispiele für KTE bei Typ-I-Trauma und komplexem Trauma

**Beispiel KTE bei Typ-I-Trauma in Auszügen**

Bei dem Trauma handelt es sich um einen schweren Autounfall mit erheblichen Verletzungen der Tochter als Beifahrerin.

Anfang:
*Th.:* Herr Müller, was war das für ein Tag, an dem es passierte?
*Pat.:* Ein Donnerstag, ich wollte zur Arbeit fahren.
*Th.:* Was haben Sie an diesem Tag angezogen?
KOMMENTAR: Fragen nach Einzelheiten regen die Suchprozesse bei dem Patienten an, sie konzentriert sich stärker auf Erinnerungen.

*Pat.:* Meine blaue Hose, ein weißes Hemd und ich glaube einen hellblauen Pullover.
*Th.:* Um wie viel Uhr sind Sie von zuhause losgefahren?
*Pat.:* Es war 06:45 Uhr, sonst fahre ich immer um 06:30 Uhr.
*Th.:* Wie war das Wetter an diesem Morgen?
*Pat.:* Es regnete leicht und es war noch nicht richtig hell.
*Th.:* Erzählen Sie bitte genau den Ablauf der Fahrt!
*Pat.:* Ich schaltete das Radio an, fuhr von meiner Straße bis zur Kreuzung, bog links ab, dann den Berg hoch bis zur Bundesstraße.
*Th.:* Was haben Sie im Radio gehört?

*Pat.:* Pat.: chrichten waren gerade zu Ende und dann kam Musik.

...

(Der Moment, kurz bevor es passierte:)

*Pat.:* Ich sah auf der abschüssigen Straße von weitem ein rotes Auto, das auf meiner Straßenseite auf mich zukam.

*Th.:* Was haben Sie da gedacht?

KOMMENTAR: Der Moment, an dem die traumatische Erfahrung begann, soll in dieser Phase möglichst kognitiv betrachtet werden.

*Pat.:* Ich dachte, na, der wird ja wohl schnell wieder auf seine Seite fahren, aber er blieb auf meiner Seite!

(Der Patient wirkt nervös, atmet heftig, nestelt mit den Händen, redet nicht weiter.)

*Th.:* Wie ging es Ihnen in diesem Moment und wie geht es Ihnen jetzt?

*Pat.:* Mir stockte der Atem und auch jetzt kriege ich kaum Luft!

KOMMENTAR: Das sind eindeutige Zeichen für die Therapeutin, eine emotionale Schleife durchzuführen mit dem Ziel, die Emotionen zu kontrollieren und es dem Patienten zu ermöglichen, das traumatische Erlebnis ohne emotionale Überflutung berichten zu können.

*Th.:* Herr Müller, es ist ganz normal, dass Ihr Körper bei der Erinnerung an diesen schweren Moment reagiert. Darüber, wie es Ihnen in dem Moment ging und über Ihre Gefühle, die Sie heute haben, werden wir später noch viel reden. Jetzt erst einmal möchte ich wissen, was genau weiter passiert ist. Ist das in Ordnung für Sie?

*Pat.:* Ja, das ist okay.

KOMMENTAR: Der Hinweis, die starken Emotionen wahrzunehmen, sie zu würdigen und ihnen einen Platz zu geben, macht es dem Patienten möglich, sich wieder auf den Ablauf zu konzentrieren.

*Th.:* Wie ging es da weiter, was haben Sie gesehen?

*Pat.:* Ich habe schnell zu meiner Tochter auf dem Beifahrersitz geschaut. Hätte ich das nur nicht gemacht, und jetzt hat sie mit ihrer gebrochenen Hüfte zu kämpfen, und ihre Narben im Gesicht, ich habe ihr das ganze Leben versaut! (bekommt Tränen in die Augen)

*Th.:* Wie Sie sich Ihrer Tochter gegenüber heute fühlen, darüber werden wir heute am Ende noch genauer sprechen. Jetzt möchte ich erst nachvollziehen, was geschehen ist.

(Die Therapeutin reicht dem Patienten ein Taschentuch, wartet einen Moment und fragt:)

*Th.:* Th.: das in Ordnung für Sie?
*Pat.:* Ja, geht schon.
*Th.:* Sie haben zu Ihrer Tochter geschaut, und wie ging es dann weiter?
KOMMENTAR: Hier wechselt der Patient die Ebene von der Faktenebene zur Bewertungsebene verbunden mit starken Emotionen, eventuell Schuldgefühlen. Es ist strikt darauf zu achten, dass die Faktenebene erst bis zum Ende exploriert wird und danach die Ebenen der Emotionen, des Verhaltens und der Bewertung. Daher muss die Therapeutin hier das Gespräch strukturieren.

*Pat.:* Das Auto kam blitzschnell auf mich zu und ich versuchte, noch auszuweichen, aber da tat es einen mächtigen Schlag.
*Th.:* Wie hat sich dieser Schlag angehört?
KOMMENTAR: Bei Erinnerungslücken helfen oft Fragen nach akustischen und olfaktorischen Sinneswahrnehmungen.

*Pat.:* Es war ein dumpfer Schlag und gleichzeitig ein scharfes metallisches Geräusch. Ich habe ein helles Licht gesehen, Glassplitter, Bäume, alles hat sich gedreht. Und dann war es unheimlich still. Ab da weiß ich nichts mehr.
*Th.:* Haben Sie etwas gerochen?
*Pat.:* (überlegt eine Weile) Es roch nach Blut und nach Benzin!
*Th.:* Haben Sie irgendwelche Geräusche gehört?
*Pat.:* Das Radio lief noch ... es lief der Song „Staying Alive". Ich schrie: „Mara, bist du okay?" Sie antwortete nicht, und ich hatte sofort den Gedanken, wir müssen raus hier, vielleicht fängt das Auto an zu brennen! Ich hatte Panik, Todesangst!
*Th.:* Das kann ich mir gut vorstellen, eine schlimme Situation. Wie geht es Ihnen jetzt in diesem Moment?
*Pat.:* Ich spüre wieder diese starke Angst und Panik und bin total verkrampft.
*Th.:* Herr Müller, das ist vollkommen angemessen und ganz normal. Ihr Körper erinnert sich. Um Ihre Gefühle in dieser schweren Situation werden wir uns später kümmern. Jetzt möchte ich erst einmal den Ablauf verstehen. Wie ging es von da weiter? Ist das okay für Sie?
KOMMENTAR: Es folgt eine erneute emotionale Schleife mit Validierung der starken Emotionen und Rückführung auf die kognitive Ebene. Ziel ist es, dass der Patient durch die gesamte Geschichte kommt, ohne emotional zu dekompensieren.

*Pat.:* Ja. Jetzt erinnere ich mich, ich sah, dass meine Tochter ein blutverschmiertes Gesicht hatte und der Kopf nach unten hing. Das Auto lag auf der Seite und oben am Fenster schaute jemand rein und redete.

*Th.:* Auf welcher Seite lag das Auto?
KOMMENTAR: Frage nach Einzelheiten aktivieren beim Patienten den präfrontalen Cortex, der die starken Emotionen hemmt. Auf diese Weise kommt der Patient durch das gesamte Trauma. Er berichtet, wie er von der Person beruhigt und ihm gesagt wird, dass der Rettungswagen alarmiert ist. Er und seine Tochter werden von der Feuerwehr mit der Spreizschere rausgeschnitten. Er blutet an den Beinen und hat Schmerzen in der Hüfte. Seine Tochter ist schwer verletzt und bewusstlos. Sie wird mit einem Rettungshubschrauber weggeflogen, er darf nicht mit. Er wird im Rettungswagen in eine Klinik gefahren. Beim Abtransportieren sieht er einen Mann auf der Straße liegen, um den sich die Rettungssanitäter kümmern. Später erfährt er, dass sein Unfallgegner an der Unfallstelle verstorben ist. Auf der Fahrt fragt er immer wieder, wie es seiner Tochter gehe, bekommt aber keine Antwort.

Auf die Frage danach, was an allem das Schlimmste für ihn ist, antwortet er, dass er an diesem Morgen erst eine Viertelstunde später als üblich zur Arbeit losgefahren ist und sich schuldig fühlt, dass es zu diesem Unfall kam, bei dem ein Mensch gestorben ist und seine Tochter Verletzungen mit bleibenden Folgen erlitten hat.

**Beispiel KTE bei komplexem Trauma in Auszügen**

Es handelt sich um die schon vorgestellte Patientin aus Kapitel 3 zum Cluster „sexueller Missbrauch" in der Kindheit.
*Th.:* Wir haben vereinbart, heute über einen dieser häufig stattgefundenen sexuellen Missbräuche durch Ihren Onkel zu sprechen. Sie waren damals ca. 11 Jahre alt. Wir haben auch darüber gesprochen, dass es sinnvoll ist, nicht ein weniger schlimmes Ereignis zu besprechen, sondern das für Sie Eindrücklichste und Belastendste. Ist das in Ordnung für Sie?
*Pat.:* Ja, das habe ich mir vorgenommen.
*Th.:* In welcher Situation geschah das üblicherweise?
*Pat.:* Nach dem Abendessen mit meinem 2 Jahre jüngeren Bruder und den Eltern schickte mein Vater uns ins Bett. Ich wusste ja schon, dass da mein Onkel wieder auf mich wartete, und daher versuchte ich, noch Argumente zu finden, weiter aufbleiben zu dürfen.
*Th.:* Was haben Sie gesagt?
*Pat.:* Ich wollte noch fernsehen oder mit meinem Bruder spielen. Aber der Vater gab mir eine Ohrfeige oder schlug auf meinen Kopf und schrie, ich müsse sofort hochgehen. (Die Patientin beginnt zu weinen.)

*Th.:* Jetzt kommen bei Ihnen all die traurigen Gefühle hoch, von denen Sie mir schon vorher berichtet haben. Das ist sehr verständlich und gehört dazu. Wir werden später in der Therapie noch ausführlich darüber arbeiten, aber jetzt möchte ich erst einmal wissen, wie es weiterging in dieser Situation. Geht das für Sie? (Die Therapeutin reicht der Patientin ein Taschentuch.)
*Pat.:* Ja, aber es ist ganz schön schwer!
*Th.:* Das verstehe ich. Sie machen das aber sehr gut! Wie ging es dann weiter?
*Pat.:* Ich hatte Angst vor meinem Vater und Angst vor dem, was kommt, weil ich schon wusste, dass mein Onkel im Bett auf mich wartete.
*Th.:* Was haben Sie gesehen, als Sie in Ihr Zimmer kamen?
*Pat.:* Es war nur ein kleines Licht an. In meinem Zimmer stand links das Bett von meinem Bruder, an der rechten Wand meins. Darin lag mein Onkel.
(Die Patientin beginnt, nervös mit den Händen zu nesteln, und starrt vor sich auf den Boden.)
*Th.:* Was war noch im Zimmer zu sehen? Gab es andere Möbel, Bilder oder Gegenstände? Können Sie mir bitte eine Skizze zeichnen, damit ich mir das Zimmer besser vorstellen kann?
(Die Therapeutin reicht der Patientin ein Blatt Papier und einen Bleistift. Die Patientin fertigt eine Skizze an und erklärt sie. Das wirkt antidissoziativ und beruhigend. Die Therapeutin legt die Skizze auf den Boden, sodass beide auf sie schauen können.)
*Pat.:* Mein Onkel setzte sich auf und sagte zu meinem Bruder, er müsse heute wieder auf der Couch im Besucherzimmer schlafen. Ich solle meinen Schlafanzug anziehen und dann kommen.
(Die Patientin atmet flach und stockt in ihrem Bericht, die Therapeutin macht eine weitere emotionale Schleife.)
*Th.:* Was hatte Ihr Onkel an, als er das zu Ihnen sagte?
*Pat.:* Ich sah nur seinen Oberkörper, ich glaube, er hatte sein Hemd an.
*Th.:* Welche Farbe hatte das Hemd?
KOMMENTAR: Die Frage nach Einzelheiten fördert die Aktivierung des präfrontalen Cortex und bremst damit die Emotionen.

*Pat.:* Er trug immer hellblaue Hemden und es roch nach Schweiß und einem billigen Deo.
*Th.:* Wie ging es dann weiter?
*Pat.:* Ich ging ins Badezimmer, putzte die Zähne und zog meinen Schlafanzug an. Ich trödelte noch etwas herum, aber mein Onkel rief schon nach mir. Da kam meine Mutter hoch, sagte mir gute Nacht und schob mich in das Zimmer hinein

und machte die Tür hinter mir zu. Das war ganz schrecklich, weil ich damals noch gehofft hatte, meine Mutter würde mich beschützen. (Die Patientin weint bitterlich.)
*Th.:* Das ist ein ganz schwerer Punkt für Sie. Alles, was Sie Ihrer Mutter gegenüber empfinden, kommt hier hoch. Es ist ganz normal, dass Sie hier weinen müssen. Wie es Ihnen da ging und welche Gefühle Sie zu Ihrer Mutter danach hatten, darüber werden wir noch später ausführlich reden. Jetzt erst einmal möchte ich wissen, was weiter geschah, damit ich nachvollziehen kann, was Sie erlebt haben. Ist das okay?

Die Patientin ist im Weiteren in der Lage zu schildern, wie der Onkel sie ausgezogen und am ganzen Körper gestreichelt hat, sie aufforderte, seinen mit Honig bestrichenen Penis abzulecken, und wie er sie anal vergewaltigte. Die Patientin blutete anschließend, lief ins Bad und schrie nach der Mutter. Diese kam hoch und wusch ihr so grob das Blut ab, dass die Patientin Schmerzen hatte, weinte und die Mutter fragte, ob sie jetzt sterben müsse. Die Mutter antwortete „Nein, das geht wieder vorbei", schickte sie ins Bett und holte den kleineren Bruder in dessen Bett. Sie hörte noch, wie die Eltern unten mit dem Onkel tranken, laut redeten und lachten.
Das Schlimmste war für die Patientin der Moment, als ihre Mutter sic in das Zimmer drückte und sie sich total ausgeliefert fühlte.
Am Schluss lobt die Therapeutin sie sehr für ihren Mut und sagt ihr, dass das ein sehr wichtiger Schritt für die Traumabewältigung war. Die Patientin antwortet, dass sie erschöpft ist, und froh, dass sie es geschafft hat.

**Beispiel KTE bei Typ-II-Trauma nach dem Explorieren aller Ebenen und der Wiedergabe durch die Therapeutin in Auszügen**

Es handelt sich um die Krankenschwester aus Kapitel 4, die durch eine sadistische Männergruppe vergewaltigt wurde.
*Th.:* Frau F., ich glaube, dass ich jetzt verstanden habe, was Ihnen damals passiert ist. Ich möchte aber überprüfen, ob ich Sie auch wirklich genau verstanden habe. Dafür berichte ich Ihnen jetzt nochmal alles, was Sie mir erzählt haben. Ihre Aufgabe ist es, zu kontrollieren, ob ich alles richtig wiedergebe. Und um deutlich zu machen, dass wir jetzt etwas anderes machen, tauschen wir die Plätze, okay? (Beide wechseln die Stühle und die Therapeutin gibt das Trauma wieder:)

Es war an einem Spätsommertag. Sie waren 15 Jahre alt, wohnten bei Ihrer Mutter und deren neuem Partner. Es war Nachmittag, Sie saßen in Ihrem Zimmer und machten Hausaufgaben. Es schellte unten an der Tür und Sie hörten, wie Ihre Mutter öffnete. Da Sie dachten, es sei eine Freundin, die Sie besuchen wollte, öffneten Sie die Tür Ihres Zimmers, um von der Treppe aus runterzuschauen, ob sie es war. Es war aber nicht die Freundin an der Tür, sondern Sie hörten, wie Ihre Mutter mit einem Mann sprach. Das Gespräch dauerte nicht lange, es ging um Geld. Sie hörten Ihre Mutter so etwas wie „Das kostet aber mehr“ sagen. Dann gingen Sie in Ihr Zimmer zurück, machten Musik an. Nach einigen Minuten kam Ihre Mutter ins Zimmer und sagte nur: „Komm jetzt, zieh deine Schuhe an, du gehst mit dem mit!“ Sie fragten, was denn los sei und mit wem Sie mitgehen sollten, aber Ihre Mutter sagte in barschem Ton: „Halt die Klappe, du gehst mit und machst, was der Mann sagt!“ Sie dachten im ersten Moment, es sei Ihr Onkel, mit dem Sie mitgehen sollten, und hatten ein mulmiges Gefühl, weil Sie mit ihm nur unangenehme Erinnerungen verbanden und ihn nicht mochten. Doch als Sie die Schuhe angezogen hatten und an die Tür gingen, sahen Sie einen fremden Mann, der einen Jogginganzug trug und schwarze, nach hinten gegelte Haare hatte. Er sagte zu Ihnen, „Hallo Gerti, komm!“, und ging zu seinem Auto. Sie stiegen in ein blaues Auto und nahmen auf dem Beifahrersitz Platz. Der Mann trug eine Sonnenbrille und schaltete das Radio ein. Einen Sender, den Sie gar nicht mochten, und Sie dachten: „Ach du Scheiße, der sieht nicht nur Scheiße aus, der hört auch noch Scheiß-Musik!“ Sie selber trugen einen gelben kurzen Rock. An einer roten Ampel legte er seine Hand auf Ihren Oberschenkel und sagte: „Oh, das sind ja geile Beine!“ Ihnen wurde sehr unwohl zu Mute, und Sie überlegten kurz, ob Sie den Stopp an der Ampel nutzen sollten, schnell aus dem Auto auszusteigen. Der Mann lachte, zündete sich eine Zigarette an und pfiff den Schlager aus dem Radio mit.
Die Fahrt dauerte ungefähr 15 Minuten, es wurde nicht geredet und endete in einem Innenhof eines Bauernhofes. Er öffnete die Tür und sagte in einem rüden Befehlston: „Los, komm mit!“, und er packte Sie ziemlich fest am Oberarm. Sie sahen einen Ihnen unbekannten, ziemlich verfallenen Bauernhof und folgten dem Mann eine kleine Treppe hoch, durch einen engen dunklen Flur bis in ein größeres Zimmer. Die Rollläden waren heruntergelassen, es war nur spärlich beleuchtet, und im ersten Augenblick sahen Sie nichts, da Ihre Augen noch an das Sonnenlicht gewöhnt waren. Stattdessen rochen Sie intensiven Zigarettenrauch und Sie hörten jemand sagen: „Ah, da isse ja, das Schätzchen!“ Als sich Ihre Augen an das Schummerlicht gewöhnt hatten, sahen Sie drei Männer auf Stühlen an einem Tisch sitzen, jeder rauchte und es standen Bierflaschen und

andere Flaschen auf dem Tisch. Sie bekamen es mit der Angst zu tun und schauten sich um, und hatten nur den Gedanken: „Ich muss hier irgendwie abhauen!“ Sie schauten sich um, doch es gab nur die eine Tür, die Fenster waren mit Rollläden verschlossen, und der Mann, der Sie gefahren hatte, stand vor der Tür. Einer der Männer sagte, es habe keinen Zweck, jetzt wegzulaufen, und sie würden jetzt ein schönes Stündchen mit ihr haben. Er bot Ihnen eine Cola und Schokolade an, doch Sie wollten weder essen noch trinken. Jetzt erst erkannten Sie, dass auf einem Sessel an der Wand Ihr Onkel saß, den Sie lange nicht gesehen hatten, und dachten: „Gott sei Dank, Onkel Eric, der hilft mir sicher hier raus!“ Er stand auf, kam auf Sie zu und sagte: „Hi Gerti, da bist du ja wieder.“ Er kam auf Sie zu und begann sofort, sie am Kopf und an den Brüsten zu streicheln. Sie hatten Angst, fanden es furchtbar peinlich, dass die anderen Männer auch noch dabei zuschauten, und versuchten, ihn abzuwehren. Doch einer der Männer sagte: „Wenn du dich wehrst, zerschneide ich dir dein hübsches Gesicht!“, und sie sahen, dass er drohend ein langes Messer in der Hand hielt. Ein anderer Mann sagte: „Los, mach mit, du willst es doch auch, das ist doch geil!“ Dann zog Ihr Onkel und einer der Männer Ihnen alles bis auf die Unterhose aus. Sie weinten und dachten nur, hoffentlich geht das alles schnell vorüber. Anschließend kam der Mann mit dem Messer auf Sie zu und forderte Sie auf, sich auf den Tisch zu legen, an dem die zwei anderen Männer saßen. Sie legten sich mit dem Rücken auf den Tisch, die Beine hingen herunter. Sie hatten Todesangst. Sie spurten, wie der Mann das kalte Messer zwischen Ihren Oberschenkel und den Slip schob und dann mit einem Ruck den Slip zerschnitt. Die Männer lachten, und Sie hörten Worte wie „Geil, was hat sie denn da Schönes?“. Der zerschnittene Slip wurde weggezogen und sie lagen vollkommen nackt und schutzlos vor den Männern, die sich nun alle an den Tisch gesetzt hatten. Alle begannen, Sie zu begrabschen, sie fühlten Hände auf Ihrem ganzen Körper und hörten die Männer lachen und immer wieder sagen: „Oh, wie schön, komm, mach uns mal was Geiles, du willst es doch ...!“

Ab da gibt es eine Erinnerungslücke bei Ihnen, wahrscheinlich haben Sie auch damals so dissoziiert, dass Sie nicht alles mehr klar wahrnehmen konnten.

Sie wissen dann wieder, dass einer der Männer Sie an den Tischrand zog und im Stehen mit seinem Penis in Sie eindrang. Sie hatten Schmerzen und fingen an zu schreien, doch einer der Männer hielt Ihnen den Mund und die Nase zu, sodass Sie kaum noch atmen konnten. Er war ziemlich schnell fertig und ejakulierte in Ihrer Vagina. Die anderen Männer taten das Gleiche, einer onanierte und ejakulierte auf Ihr Gesicht. Es kam Ihnen alles unheimlich lang vor, und Sie beteten, dass es bald ein Ende nehmen würde. Dann nahm der Mann mit dem

Messer sein Messer und sagte, „Schaut mal hier, das ist doch geil, oder?" Er schob den Griff des Messers in Ihre Vagina und alle Männer lachten.
Als alles vorbei war, lobte einer Sie und sagte: „Das hast du gut gemacht, wir holen dich bald wieder. Werd mir nur nicht schwanger, Schätzchen, aber dafür haben wir auch was!" Sie zitterten am ganzen Leib, fühlten sich elend und schmutzig und zogen sich die Kleider an. Die Männer kippten sich Schnaps ein, prosteten sich zu und sagten zu Ihnen, Sie sollten doch nach dieser geilen Show einen mittrinken. Sie wehrten das ab, nahmen aber von einem der Männer eine Rocher-Praline an. Der Mann, der Sie von zuhause abgeholt hatte, ging mit Ihnen aus dem Haus zum Auto und setzte Sie in der Stadt ab mit den Worten: „Tschüss bis zum nächsten Mal."
Sie waren vollkommen verwirrt, hasteten durch die Straßen und kamen erst gegen Abend zuhause an. Sie standen weinend vor der Tür, als die Mutter öffnete. Diese sagte: „Stell dich nicht so an, geh duschen, und wehe du erzählst jemand davon!"
(Die Therapeutin schildert anschließend die Symptome, Verhaltensänderungen, die Bewertung des eigenen Verhaltens der Patientin als Folge dieses Ereignisses und stellt dann die Frage, ob sie alles richtig wiedergegeben hat und was von all dem das Schlimmste war. Die Patientin antwortet zunächst, alles sei das Schlimmste gewesen, nach einigem Nachdenken jedoch, dass sie den kurzen Rock anhatte, es nicht verhindert habe und sich am Schluss mit einer Rocher-Praline habe bezahlen lassen. Sie fühle sich wie eine Hure.)

Hinweis: Unsere Erfahrung zeigt, dass dies nicht nur für die Patientinnen eine schwere Phase innerhalb des SBK ist. Auch Therapeutinnen haben häufig Schwierigkeiten, sexuelles Gewalterleben präzise zu versprachlichen. Dieser Teil des SBK sollte daher vorab mehrfach im Rollenspiel geübt und später supervisorisch begleitet werden.

### 5.3.6 Relevanz der KTE – persönliche Einschätzung

Im Folgenden schildere ich (GP) meine eigenen Therapieerfahrungen und meine persönliche Einschätzung über die kontrollierte Traumaexposition (KTE).

Die KTE stellt zunächst einmal nur eine diagnostische Intervention dar, die der Therapeutin die notwendigen Informationen gibt, um nachzuvollziehen, was genau die Patientin während der Traumatisierung erlebt hat, sie hat aber darüber hinaus einen hohen therapeutischen Effekt.

Mit der Metapher „Kleiderschrank aufräumen“ (siehe Kap. 5.3.2), die den Patientinnen vermittelt wurde, wird der therapeutische Effekt deutlich. Die Patientinnen räumen gewissermaßen ihre Traumageschichte auf, die vorher häufig wie ein großes Durcheinander in ihrem Kopf war. Sie bringen das Geschehen in eine logische zeitliche Abfolge, was ihnen hilft, zu begreifen, was passiert ist. Gleichzeitig bekommt die Therapeutin die notwendigen Informationen, um das Erleben der Patientin nachvollziehen zu können.

Für mich ist immer wieder faszinierend festzustellen, wie verändert die Patientinnen nach dem Stuhlwechsel in ihrer Mimik und Körperhaltung erscheinen. Sie gehen in eine andere Rolle und betrachten ihre eigene Traumageschichte aus einer neuen Distanz, was sich häufig in der Mimik widerspiegelt.

Bei der Frage nach dem individuellen Trauma schließe ich immer im Stillen eine Wette mit mir selbst ab. Ich versuche zu tippen, was das individuelle Trauma der Patientin ist. Diese Wette verliere ich in den meisten Fällen. Wenn die Patientinnen ihr individuelles Trauma benannt haben, habe ich das Gefühl, sie erst jetzt wirklich verstanden zu haben.

Immer wieder kommt es vor, dass Patientinnen, die eher leichtere Traumata erlebt haben, nach einer KTE keine weitere Traumatherapie wünschen und benötigen. Sie betonen, dass ihnen das sehr geholfen habe und dass sie jetzt allein klarkommen würden. Diese Fälle zeigen besonders deutlich, wie wirksam die KTE ist.

Im Allgemeinen jedoch ist eine sauber durchgeführte KTE eine absolut notwendige Grundlage für die weiteren traumatherapeutischen Schritte.

Oft wurde ich in Fortbildungsseminaren kritisch gefragt, ob man nicht viel länger am Aufbau der therapeutischen Beziehung arbeiten müsse, bevor man derart persönliche und intime Dinge thematisieren könne. Meine Antwort darauf lautet: Eine gut durchgeführte KTE ist der beste Beziehungsaufbau, den man sich vorstellen kann. Danach steht die Patientin-Therapeutin-Beziehung auf absolut festen Beinen.

## 5.4 Phase 4: Exposition in sensu

In der vierten Phase sollen der Patientin durch „Übungen zur Aufhebung von Meidungsverhalten mit Abbau der kognitiv-emotionalen Reaktionen auf bestimmte Situationen, Objekte, Problemfelder oder Personen“ (Hand, 2008, S. 155) Hilfen an die Hand gegeben werden, weniger angstvoll auf traumarelevante Reize zu reagieren. Expositionsverfahren sind integraler Bestandteil traumafokussierter, kognitv-verhaltenstherapeutischer Interventionen (Schäfer et al., 2019).

### 5.4.1 Theoretischer Hintergrund

Die Übungen bestehen darin, sich die traumatische Situation in Gedanken so lange vorzustellen, bis starke gefühlsmäßige und körperliche Angstreaktionen darauf keine oder nur noch eine geringe Rolle spielen (Exposition in sensu). Oder es soll der mit dem Trauma verbundene Ort aufgesucht werden, um dort neu zu lernen, dass es sich eigentlich nicht um einen „gefährlichen Ort" handelt und dass dieser keine starken körperlichen oder emotionalen Reaktionen mehr auslöst (Exposition in vivo).

Foa et al. (2014) bezeichnen beide Verfahren als prolongierte Exposition, die entweder in Gedanken oder in der Realität durchgeführt werden. Die Ziele der imaginativen Exposition sind nach Foa et al. (2014) eine deutliche Habituation innerhalb der Sitzung im Bezug auf die traumatischen Erinnerungen und die Herstellung eines kohärenten Narrativs. In einer umfangreichen Studie belegte Foa (2001) die vergleichbare Wirksamkeit einer alleinigen Behandlung mit Konfrontationstherapie und einer Kombinationsbehandlung aus Konfrontationsbehandlung und kognitiver Umstrukturierung.

Dagegen betont Hand (2015) eine Unterscheidung der Therapieverfahren hinsichtlich der intendierten Wirkmechanismen. Er bezeichnet die Exposition in sensu als Reaktionsüberflutung, eine prolongierte Exposition, vor allem hinsichtlich der Emotionen und Kognitionen. Lerntheoretisch soll das verlängerte Erleben der intensiven Angstgefühle (Flooding in sensu) nach vorübergehendem Angstanstieg zu einem spontanen Rückgang der kognitiv-emotionalen und physiologischen Komponenten der Angst und somit zu einer Habituation führen (Übersicht bei Margraf & Schneider, 2018). Durch die wiederholte Konfrontation mit den Traumaerfahrungen sind die Patientinnen nach der Therapie in der Lage, sich wieder ohne Angst an die Traumata zu erinnern. Außerdem wird durch den mit der Habituation verbundenen Angstabbau eine gedankliche Neubewertung des Traumas erleichtert.

Im SBK wird die Exposition in sensu zusätzlich zu der Traumaüberflutung im Sinne von Hand (2015) auch als Konfrontation mit den erlebten Emotionen und Kognitionen gesehen. Es ist wichtig, dass Expositionsverfahren nur im Rahmen des siebenstufigen Gesamtbehandlungsplanes zum Einsatz kommen. Unabdingbare Voraussetzung ist eine vertrauensvolle Therapeutin-Patientin-Beziehung, die während der drei vorangehenden Phasen aufgebaut werden muss.

Folgende Grundvoraussetzungen für eine Exposition sollen nach Hand (2015) bei der Patientin vorhanden sein:

- Sie muss über imaginative Fähigkeiten verfügen.
- Sie muss ein mit der Exposition einhergehendes hohes Erregungsniveau ertragen können.
- Sie muss eine mögliche kurzfristige Verschlimmerung ihrer Symptomatik in Kauf nehmen.
- Sie muss körperlich gesund sein; kardiovaskuläre Erkrankungen sind auszuschließen.
- Sie sollte über ein stabiles Lebensumfeld verfügen.
- Sie darf keinen Substanzenmissbrauch betreiben.

Kontraindikationen für eine Expositionsbehandlung stellen vor allem mangelnde Überzeugung und unzureichende Motivation der Patientin dar. Ferner sind zu nennen:

- Expositionen über sehr kurze Zeitintervalle; auf diese Weise kann es zu einem Angstanstieg kommen
- Langzeitanwendungen, wenn nach zwei bis sechs mehrstündigen Sitzungen mit bis zu 20 Übungsstunden keine Habituation eingetreten ist
- psychotische Episoden in der Vorgeschichte
- schwere Erkrankungen des Herz-Kreislauf-Systems

### 5.4.2 Beschreibung

Die Patientin wird aufgefordert, ein „Traumadrehbuch" zu erstellen, das den Ablauf der Traumatisierung genau beschreibt. Es soll in der Ich-Form und im Präsens formuliert sein als wirksame Voraussetzung für die in diesem Schritt gewollte Aktivierung von negativen Gefühlen und eine darauf folgende Habituation. Hierfür können die Informationen aus der KTE genutzt werden. Folgende Informationen müssen darin enthalten sein:

- ein definierter Ausgangspunkt, an dem alles noch normal war;
- ein exakt benannter Punkt, an welchem der Patientin klar wurde, dass etwas außergewöhnlich Schlimmes passierte;
- „Hotspots" mit extremer Stressbelastung, Hilflosigkeit und Beschreibung der (Todes-)Angst und der Hilflosigkeitsgefühle;
- ein definierter Endpunkt, an dem die Gefahr vorüber und der Betroffene wieder in Sicherheit war;

#### 5.4.2.1 Schreiben des Traumadrehbuchs und definieren der Hotspots

Die Patientin soll das Traumadrehbuch in der Therapiestunde bei Anwesenheit der Therapeutin schreiben. Es soll nicht als Hausaufgabe aufgegeben werden, da diese Situation nicht kontrollierbar ist und die Patientin emotional überflutet werden könnte. Bei relativ hoher Selbständigkeit und Stabilität der Patientin kann es reichen, ihr die Instruktion zu geben, die Geschichte in der Gegenwarts- und Ich-Form, so als geschähe das Trauma jetzt, mit allen relevanten Hotspots aufzuschreiben, und die Therapeutin kann solange im Nebenraum andere Tätigkeiten ausüben. In vielen Fällen ist es besser, dass die Therapeutin in der Nähe sitzt und z.B. liest, dadurch vermittelt sie Sicherheit. Bei sehr unselbständigen Patientinnen, die nicht schreiben können, muss die Therapeutin gemeinsam mit der Patientin das Traumadrehbuch schreiben.

#### 5.4.2.2 Definieren der Hotspots

Anschließend sollen im Text die Hotspots mit einem Textliner markiert werden. Dazu lesen die Therapeutin und die Patientin die vor ihnen liegende Geschichte gemeinsam halb laut, um diese Hotspots zu identifizieren. Im Wesentlichen soll die Patientin diese benennen. Wenn die Therapeutin jedoch den Eindruck hat, an einer bestimmten Stelle sei eine starke Belastung für die Patientin gegeben, ohne dass diese die Stelle benennt, kann sie die Patientin fragen, ob dies nicht ein Hotspot sei. Nur wenn diese zustimmt, wird der Punkt als Hotspot mit aufgenommen. Wenn die Therapeutin mit ihrem Wissen aus der KTE feststellt, dass in der Schilderung der Patientin ein wesentlicher Punkt fehlt, soll sie die Patientin darauf hinweisen, diesen in den Bericht aufzunehmen. Anschließend werden die Hotspots durchnummeriert.

#### 5.4.2.3 Durchführung

Die Exposition in sensu wird wie folgt durchgeführt: Die Therapeutin erklärt der Patientin, dass sie sich das Traumadrehbuch abwechselnd vorlesen werden. Die Patientin soll sich auf den Bericht konzentrieren und ihre Emotionen und Körperreaktionen wahrnehmen. Sie wird darauf hingewiesen, sich nicht innerlich abzulenken. Bei jedem Hotspot soll sie den Grad der empfundenen Belastung auf einer Skala von „0=neutral“ bis „10=maximale Belastung“ einstufen. Dabei soll sie nicht bewerten, wie schlimm es ist, dass das Ereignis geschehen ist, sondern wie viel Belastungsreaktion hier und jetzt bei ihr ausgelöst wird. Die Therapeutin hat ein Schema vor sich (siehe Zusatzmaterialien), in das sie jeweils die von der Patientin angegebenen Werte einträgt. Die Patientin hat vor sich die Belastungsskala liegen (siehe Zusatzmaterialien).

Anschließend liest die Patientin das Traumadrehbuch laut vor und macht an jedem Hotspot eine kurze Pause, um ihren Belastungswert zu nennen, den die Therapeutin in das Schema einträgt. Danach liest die Therapeutin den Text laut vor, die Patientin hört zu und benennt wiederum bei jedem Hotspot ihre Belastung.

### 5.4.3 Wirkungsweise

Patientinnen erleben in der Regel zu Beginn eine deutliche Anspannung dadurch, dass sie mehr auf bestimmte Details achten. Diese kann sich nach dem zweiten bis vierten Durchgang noch steigern. Mit fortschreitender Konfrontation jedoch spüren sie einen Gewöhnungseffekt und eine Abnahme ihrer Anspannung. Häufig berichten Patientinnen, dass sie mit fortschreitender Dauer gelassener wurden, da sie immer genauer wussten, was noch auf sie zukam. Diese Aussage wirkt so, als hätten sie es vorher nicht gewusst, obwohl sie ja das Trauma erlebt und das Traumadrehbuch selbst geschrieben haben. Diese Beschreibung stützt die Beobachtung von Foa und Rothbaum (2003), dass häufiges Wiedererleben zu einer besseren Strukturierung der Erinnerungsinhalte führt, die dann leichter in bestehende kognitive Schemata eingeordnet werden können.

### 5.4.4 Hinweise zur Durchführung

Zwischen den einzelnen Darbietungen wird nicht gesprochen. Die Therapeutin liest das Traumadrehbuch mit ruhiger, klarer Stimme, der Tonfall ist sachlich (Prinzip Nachrichtensprecher). Wenn sie durch die Rückmeldungen der Patientin festgestellt hat, dass die Einstufung auf der Belastungsskala nur noch bei 1 bis 2 liegt, kann sie schneller vorlesen, um bei der Patientin das Gefühl zu verstärken, „dass es jetzt reicht" – nicht weil sie die Belastung nicht mehr ertragen kann, sondern weil sie es „hinter sich bringen" will. Die Anzahl der Durchgänge ist abhängig von der Länge des Drehbuchs. Entscheidend ist, dass ca. 60 Minuten konfrontiert wird. In der Regel reichen 12 bis 15 Durchgänge, um eine deutliche psychophysiologische Habituation zu erreichen. Im Anschluss daran soll die Patientin die Möglichkeit haben, über ihre Gefühle während der Exposition zu reden.

**Beispiel Traumadrehbuch bei Typ-I-Trauma**

Eine Erzieherin wurde in einer Therapieeinrichtung für Jugendliche, die aus den Familien herausgenommen worden waren, von einem Jugendlichen mit einem Messer niedergestochen und lebensgefährlich verletzt. (Hotspots in Klammern)

*Pat.:* Ich fahre mit meinem Auto, begleitet von Musik, zu meiner Arbeitsstelle. Hinter der Bäckerei biege ich links ab. Mein üblicher Parkplatz ist besetzt und ich parke direkt an der Hauswand vor der Einfahrt zum Hof der Gruppe. Meine schwarze Tasche sowie meinen Rucksack mit den üblichen Dingen für meinen Nachtdienst hole ich vom Fahrersitz bzw. Beifahrersitz und verschließe mein Auto. Ich gehe über den Hof und brauche gar nicht meinen Schlüssel hervorzuholen, da die Kinder mir schon die Tür öffnen. Laut und fröhlich werde ich begrüßt. Fredi erzählt mir von Zetteln, die in der Wohnung als Wegweiser hängen. Ich kann ihm nicht richtig folgen und versuche, ihn erst einmal mit dem Erzählen zu stoppen. (1) Ich bringe meine Tasche in das Bereitschaftszimmer, gehe zurück zu den Kindern und schaue mir die Zettel an. Da Kevin erneut die Schule geschwänzt hat, wurden sein Bett und sein Schreibtisch auf den Balkon gestellt. Auf den Zetteln stehen Hinweise für ihn als Wegweiser zu seinem „neuen Zimmer“. Ich bin etwas genervt von der Information, dass Kevin nicht in der Schule war und trotz Verbotes das Haus durch das Badezimmerfenster heimlich verlassen hat.

Im Büro können Michael und ich dann endlich unser Übergabegespräch führen. Draußen ist es noch recht unruhig, ich kann die Kinder hören und weiß, dass es etwas Zeit dauern wird, sie alle pünktlich auf ihre Zimmer zu verteilen.

Es gibt ein lautes Geräusch. (2) Irgendetwas ist in dem Zimmer über uns passiert. Michael sieht nach. Er berichtet mir, dass Kevin das Telefon an die Wand geworfen hat. „Auch das noch! Es wird wohl doch kein so ruhiger Abend!“ (3) Michael bietet mehrere Male an, dass er noch bleiben könne. Ich lehne sein Angebot ab und versuche, ruhig zu wirken, obwohl ich innerlich doch angespannt bin. (4) Bevor er sich verabschiedet, fällt mir auf, dass er sich unwohl fühlt mit der Entscheidung, nach Hause zu fahren.

Tom steht vor der Bürotür und bittet mich, nach Kevin zu schauen, der sich irgendwie verletzt hat. Soll ich schon ein Pflaster mitnehmen? Ich entscheide mich, erst einmal nach ihm zu schauen, und verlasse das Büro. Ich gehe zu ihm in die Küche und denke daran, wie er sich wohl verletzt hat.

Ich betrete die Küche. (5) Kevin steht an der Spüle, den Rücken zu mir gedreht. Wahrscheinlich blutet er doch schlimmer als gedacht, er lässt das Blut ja schon

in die Spüle tropfen. Kevin dreht sich um zu mir. Ich kann sein Gesicht sehen. Er guckt so entschlossen, sein Gesicht wirkt verzerrt. Ich bleibe aus meiner Bewegung heraus stehen, fühle mich wie gelähmt. Was passiert hier? (6)
Kevin ruft: „Du Bitch!", und schlägt mir in meinen Bauch. Ich fühle ein warmes, mich durchflutendes, angenehmes Gefühl und zugleich den Druck des Faustschlages. (7) (Kommentar: Es war kein Faustschlag, sondern der Messerstich.) Ich fasse mit beiden Händen an meinen Bauch. Langsam gehe ich ein paar Schritte. Ich spüre jemanden in meiner Nähe. Ich sage etwas, aber ich kann meine eigene Stimme nicht hören. (8) Ich blicke zum Fenster, sehe die Esstischlampe. Ich fühle mich schwach. Es fühlt sich an, als wäre ich lange Zeit auf einem Laufband gelaufen und plötzlich bleibt das Band stehen. (9)
Fredi und Tom reagieren sofort. Sie laufen zu den Nachbarn, die den Notruf betätigen, und dann weiter zu Wulf. Als Wulf in der Gruppe eintrifft, ist der Notarzt schon da. Mein Bauch ist völlig gebläht von dem Blut, das in den Bauchraum fließt. Ich blute aus dem Mund, den Ohren, den Augen. (10) Der Notarzt kämpft fast 1 Stunde lang um mein Überleben bzw. um meinen Zustand irgendwie zu stabilisieren, um überhaupt transportiert werden zu können.
Nach einer weiteren halben Stunde komme ich im Klinikum an. Die Pupillen sind verengt, ein Puls nicht mehr fühlbar. Ärzte schätzen die Überlebenswahrscheinlichkeit auf 5 %. (11)
Das erste Mal bewusst wache ich auf der Intensivstation auf, mein Mann ist bei mir.
Eine richtige Erinnerung habe ich ab der Zeit auf der Station. Ich darf in einem Einzelzimmer liegen. Überall sind Blumen, Bilder, Karten, Briefe, Fotos.
Aus den späteren Erzählungen wird mir erst nach und nach bewusst, dass ich viele Schutzengel hatte, die mir beigestanden haben!

Aus diesem Drehbuch wird deutlich, wie man ein sehr komplexes Geschehen komprimiert zusammenfassen kann, ohne dabei wichtige Belastungen zu vermeiden. Da die Patientin aufgrund ihrer Bewusstlosigkeit nach dem Messerstich den weiteren Verlauf nicht wissen konnte, wurden diese Details von den anderen Jugendlichen, Teammitgliedern, Nachbarn und dem Notarzt erfragt. Das ist wichtig, denn sonst bleibt die Geschichte eine „offene Gestalt". In diesem Fall also eine Geschichte mit Lücken und ohne Schluss. Das würde in der Patientin bei jedem Lesen die Frage triggern, was da passiert ist, ohne dass sie es mitbekommen konnte. Durch die zusätzlich erfragten Details wird die Geschichte zur „geschlossenen Gestalt". Das trägt zur Beruhigung und Habituation der Patientin bei.

**Beispiel Traumadrehbuch bei komplexem Trauma**

Es handelt sich um über Jahre gelaufene sexuelle Gewalt an einem Jungen (in Klammern die Hotspots).

*Pat.:* Es ist Herbst, vermutlich Oktober oder November 1973 oder 1974, ungefähr 20 Uhr. Ich liege im Bett und schlafe schon, als meine Mutter in das Zimmer kommt und zu mir sagt: „Steh auf, du sollst zum Alten kommen!" Ich mache, als würde ich es nicht hören, drehe mich rum, stelle mich schlafend. Sie kommt ein zweites Mal und sagt: „Nun komm, sonst holt dich der Alte selber!" Ich stehe mit Angst auf. Sie schließt die Zimmertür hinter mir, ich folge ihr ins Wohnzimmer. (1) Da sitzt mein Vater mit noch zwei anderen Männern. Sie sind erst sehr freundlich, sie stellen sich mir vor. Der eine ist Türke, Arif, der andere heißt Norbert. Arif sitzt auf dem Zweiersofa, Norbert auf dem Dreiersofa. Mein Vater sitzt auf seinem Sessel. Ich muss mich auf das Dreiersofa setzen, ganz oben in seine unmittelbare Nähe, in seine Reichweite. Meine Mutter tischt für die Männer, meinen Vater und für sich selber Essen auf. Sie essen und unterhalten sich miteinander. Nach dem Essen reden sie mich an. Ich bin nicht misstrauisch, eher erleichtert, weil mich vorher nur Frauen angefasst haben. Sie sind eher nett, erzählen von ihren Kindern. Ich antworte nur leise und kurz, traue mich nicht, etwas zu sagen, weil ich Angst habe, mein Vater haut oder boxt mich wieder.

Danach steht mein Vater auf, geht in das Schlafzimmer. Ich höre, wie er die Balkontür zumacht und die Gardinen zuzieht. Ich denke, dass wieder irgendwas kommt. (2)

Er kommt zurück und fragt die beiden, ob sie noch was trinken wollen, sie sagen Nein. Mein Vater sagt zu mir: „Komm mit rüber!" Ich geh mit ihm rüber ins Schlafzimmer. Das Schlafzimmer stinkt nach dem Schweiß meiner Eltern. Er setzt sich auf das Bett meiner Mutter und sagt, ich soll mich ins Bett legen und machen, was sie sagen. Ansonsten wüsste ich, was passieren würde. Ich sage: „Ja." Als mein Vater das Schlafzimmer verlässt, denke ich „Du kannst mich mal!", stehe auf, renn zur Wohnungstür und will wegrennen. Aber sie ist verschlossen. Mein Vater packt mich am Hals und schmeißt mich mit einem Ruck auf das Ehebett, packt mich wieder am Hals, drückt zu, lässt los und schlägt mich mit der Handkante vor den Hals und sagt noch einmal: „Du weißt, was ich dann mache!" (3) Er dreht den Türriegel zu und geht raus ins Wohnzimmer.

Die beiden Männer kommen in das Schlafzimmer. Sie machen die Tür zu, es ist dunkel. Ich höre, dass sie sich ausziehen. Mir wird schlecht. Jetzt legen sie sich nackt in das Bett. Norbert geht auf die andere Seite, streichelt mich an Kopf und Gesicht. Er sagt: „Du brauchst keine Angst haben, es passiert ja nichts

Schlimmes.“ Norbert riecht nach Sir Irisch Moos, Arif nach „türkischem Wasser“. Norbert kommt langsam zum Oberkörper. Mir wird mulmig. (4)
Meinen Schlafanzug ziehen sie mir mit aus und den Schlüpfer auch. Sie streicheln mich. Nach ungefähr 3 Minuten fangen sie an, mir zwischen die Beine zu fassen, erst die Oberschenkel innen, dann kommen sie zum Penis. Ich ekle mich sehr und mir ist sehr übel. (5)
Arif ist nicht so oft mit den Händen an mir, er tut nur so, als ob er mich anfasst. Aber Norbert, der streichelt mich, quetscht meinen Penis schmerzhaft, die Hoden nur einmal, weil ich schreie. Norbert sagt, ich soll ihm seinen mal richtig anfassen. Ich will das nicht, er packt meine Hand und führt sie zu seinem Glied. Ich muss es anfassen und meine Hand hoch- und runterbewegen und seinen Hodensack feste anfassen. Dann nimmt er seine Hand und fasst mein Glied an und geht mit seiner Hand auch hoch und runter. Dann packt er meinen Hodensack und drückt zu. (6)
Als ich „Aua!“ sage, sagt Arif, er soll nicht so dolle zupacken. Das geht so mindestens 1 Stunde mit kurzen Pausen. Norbert stöhnt, unterbricht sich immer wieder. Mir ist sehr übel, ich ekle mich sehr. Arif tut wieder nur so, als ob ich ihn anfasse. Wenn Arif dran ist, gibt es kurze Erholungspausen. Er sagt ein paarmal zu Norbert: „Komm, jetzt ist gut“, aber Norbert will weitermachen. Beide gehen zwischendurch auf die Toilette, Arif zuerst, Norbert wartet auf Arif. Als dann Norbert auf der Toilette ist, sagt Arif: „Ich würde es so gerne beenden!“
Als Norbert wiederkommt, sagt er, ich soll mich umdrehen. Dann streichelt er meinen Rücken, dabei streichelt er bis zum Po. Er nimmt die Creme von meiner Mutter, cremt meinen Po ein. Dann geht er erst mit einem Finger zwischen meine Pobacken an mein Poloch und steckt den Finger in meinen Po, dann noch einen Finger. Dabei spreizt er die zwei Finger, das tut so weh! (7)
Ich schreie ins Kissen, weil ich Angst vor meinem Vater habe. Er drückt die Finger immer tiefer rein und danach zieht er sie raus, streichelt mich und dann sagt er: „Wir machen jetzt schön weiter!“, und als ich denke, es ist vorbei, da steckt er sein Glied in meinen Po und legt sich auf mich. (8) Das tut noch mehr weh, ich schreie und beiße ins Kissen. Das dauert ewig lange, bestimmt eine halbe Stunde.
Als er fertig ist, sagt er zu Arif: „Jetzt machst du es ihm!“ Arif sagt: „Komm, nein, wir lassen es gut sein!“, aber Norbert sagt, „Doch!“, sodass Arif sagt: „Gut“, und sich so legt, dass sein Glied nicht in mir ist. Nach einer Weile lässt er von mir ab, tut so, als ob er fertig ist. Norbert glaubt es nicht, weil er noch eine Erektion hat. Arif sagt: „Das ist halt so bei allen, die beschnitten sind“. Norbert glaubt es.

Ich frage, ob ich auf die Toilette darf, muss Groß und Klein. Ich hebe meine Schlüpfer mit den Zehen auf und nehme sie mit auf die Toilette. Auf der Toilette sehe ich Blut in der Schüssel und am Papier. Ich erschrecke mich sehr, das macht mir große Angst. (9)
Ich lege mir Klopapier in die Schlüpfer, damit das Blut aufgefangen wird, und gehe zurück. Da sagt Norbert: „Komm, wir machen weiter!" (10)
Arif sagt: „Halt die Klappe, jetzt ist Schluss!", und zu mir: „Zieh dich an und geh in dein Zimmer." Norbert sagt kleinlaut: „Ist gut, Arif, hast recht." Ich ziehe meinen Schlafanzug an und gehe ins Bett. Ich weine noch eine ganze Weile, dann schlafe ich ein. (11)

### 5.4.5 Relevanz der Exposition in sensu – persönliche Einschätzung

Die Intervention „Exposition in sensu" gehörte lange Zeit nicht zu meinen (GP) Lieblingsmethoden. Ich hatte den Eindruck, dass sie keine besonders intelligente und hochdifferenzierte Methode sei, die bei der Ankündigung, diese anwenden zu wollen, möglicherweise wie eine Beleidigung für intelligente Menschen wirkt. Es hat ein bisschen etwas von „den Patienten so lange vor die Wand laufen lassen, bis es nicht mehr weh tut" und erinnert an die Anfangszeiten von recht seelenlosen Techniken in der Verhaltenstherapie. Ähnlich geht es vermutlich vielen Therapeutinnen, die mit dieser Methode zu arbeiten beginnen.

Doch als ich zahlreiche Rückmeldungen erhielt, auch von sehr differenzierten, intellektuellen Patientinnen, dass diese Methode für sie sehr hilfreich war, habe ich meine Einstellung dazu vollkommen verändert. Ich halte sie heute für extrem effektiv und wende sie in meinen eigenen Therapien gern an.

Erstaunlich ist dabei für mich, dass es sehr unterschiedliche Ergebnisse gibt, wie und in welcher Dauer die Patientinnen habituieren.

**Beispiel 1**

Eine Patientin Anfang 30, die schwanger ist und unbedingt vor der Geburt des Kindes ihre zahlreichen sexuellen Gewalt-Traumatisierungen aus Kindheit und Jugend aufarbeiten möchte, schreibt ein Traumadrehbuch mit unfassbar perversen Einzelheiten. Ihr wurde von zwei Männern sexuelle Gewalt angetan, indem sie ihr Äste und Äste mit Dornen in alle Öffnungen des Körpers brutal einführten, sich von ihr dabei oral befriedigen ließen und sie danach wechselseitig vergewaltigten. Sie bewertet bei den ersten drei Durchgängen ihre Hotspots mit 10, 9, 8, als sie selbst liest. Als der Therapeut liest, mit 6, 5 und 4. Nach dem sechsten Durchgang berichtet sie nur noch Belastungswerte von maximal 1, die meisten stuft sie mit 0 ein. In der Auswertung sagt sie, das sei jetzt so weit weg, sie habe jetzt ein vollkommen anderes Leben, einen guten Partner und freue sich auf das Kind, das passe gar nicht mehr in ihr Leben.

**Beispiel 2**

Eine 43-jährige Patientin, die gerade sexuelle Übergriffe durch eine Vertrauensperson erlebt hat, bearbeitet in der Therapie den sexuellen Missbrauch durch ihren Onkel mit Penetration auf. Es bereitet ihr große Mühe, beim Schreiben des Traumadrehbuchs die Fassung zu bewahren. Bei der Durchführung weint sie nach dem zweiten Satz bitterlich, und es dauert eine Doppelstunde, bis sie es unter starkem Weinen geschafft hat, den Bericht einmal ganz zu lesen und es sich einmal vom Therapeuten anzuhören. Die Hotspots werden alle mit 10 bewertet. Insgesamt sind drei Doppelstunden nötig, bis sie das Traumadrehbuch flüssig und ohne Weinen lesen kann. Die Werte sinken auf 7 bis 9. Erst in der vierten Doppelstunde habituiert sie, hat nur noch Werte von 0 bis 2.
In der Auswertung gibt sie an, sich „unheimlich erleichtert" zu fühlen und dass es jetzt für sie nur noch traurig sei, dass das alles passiert sei, aber dadurch, dass sie es so oft ausgesprochen habe, tue „es lange nicht mehr so weh".

**Beispiel 3**

Eine 52-jährige Frau hatte einen Autounfall erlebt, bei dem sich ihr Auto auf der Autobahn um die eigene Achse gedreht hatte, sie mit ihrem Wagen falsch herum auf der Autobahn stand und ihr rasende Fahrzeuge entgegenkamen. Außer einer leichten Prellung am Kopf war ihr nichts passiert, aber es hätte sehr viel schlimmer kommen können. Sie war extrem angespannt, hatte häufige Flashbacks vom Unfallgeschehen und konnte ihren Beruf als Lehrerin seit dem Unfall vor 10 Wochen zur Zeit nicht mehr ausüben. Ihr Traumadrehbuch wies acht Hotspots auf. Beim gegenseitigen Lesen zeigte sie keine starken emotionalen oder körperlichen Belastungsreaktionen. Aber sie bewertete die Hotspots immer mit Werten zwischen 10 und als niedrigsten Wert 7. Auch nach zahlreichen Wiederholungen gab sie keine niedrigeren Werte an. Ich beendete die Exposition mit dem Gefühl, ihr damit nicht besonders geholfen zu haben. Es folgten die

EMDR-Behandlung und die Exposition in vivo, auf die sie jeweils sehr gut ansprach. Ihre Symptomatik hatte sich vollkommen gebessert und sie hatte wieder angefangen, zu unterrichten.
In der Katamnese fragte ich sie, welcher der Therapieschritte ihr denn am besten geholfen haben. Ihre Antwort war: „Als Sie mir das damals immer wieder vorgelesen haben und ich es selber immer wieder las, da ist mir klar geworden: Ja, das ist wirklich passiert, das muss ich jetzt endlich kapieren, ich muss es akzeptieren. So ist es, und jetzt muss ich mein Leben wieder weiterleben."

Die Exposition in sensu wirkt besonders auf folgenden drei Ebenen:

1) Wie bei jeder Angst-Exposition habituiert das System auf der körperlichen und emotionalen Ebene. Festzustellen, dass sie deutlich ruhiger geworden sind trotz bzw. wegen der andauernden Konfrontation, ist für die Patientinnen extrem erleichternd. Interessant ist es, dabei auch mich selbst als Therapeut zu beobachten. Bei sehr belastenden Traumageschichten, die ich am Anfang nur unter großer Überwindung, Kraftanstrengung und Anspannung lesen kann, ergibt sich regelmäßig bei mir nach und nach die Habituation, und ich kann den Text entspannt vorlesen.
2) Patienten erleben ein deutliches Gefühl der Distanzierung, je öfter sie die Traumageschichte selbst lesen oder anhören. Das Ereignis wird da verordnet, wo es stattgefunden hat und auch hingehört, in die Vergangenheit. Es entsteht die Gewissheit, es ist vorbei.
3) Wie vor allem im dritten Beispiel deutlich wird, kann die Exposition in sensu ein Schritt zur radikalen Akzeptanz sein. Man kann die Augen nicht mehr verschließen vor dem, was passiert ist, Vermeidung macht keinen Sinn. Zusammen mit der Erfahrung der fortschreitenden Entspannung und dem Gefühl der entstehenden Gelassenheit wächst das Bedürfnis, das traumatische Erlebnis hinter sich zu lassen und sein Leben neu zu organisieren.

Die Exposition in sensu trägt nach meiner Erfahrung zu einem erheblichen Teil zur Heilung von traumatisierten Patientinnen bei.

## 5.5 Phase 5: EMDR

In der fünften Phase des SBK wird EMDR eingesetzt, um die mit dem Trauma verbundenen Emotionen und dysfunktionalen Kognitionen zu verarbeiten. Besonders intrusive und die Betroffenen sehr belastende Bilder, wie beispielsweise beim Meißener Lehrerinnen-Mord das Bild der schwer verletzten Lehrerin, aus deren Halsschlagader das rote Blut an die grüne Tafel des Klassenzimmers spritzt, sind mit dieser Behandlungsmethode gut anzugehen. Außerdem besteht die Möglichkeit, eventuelle frühere Traumatisierungen oder ungelöste Belastungen, die durch das aktuelle Trauma berührt werden, mit zu bearbeiten.

### 5.5.1 Theoretischer Hintergrund

EMDR (Eye Movement Desensitization and Reprocessing) wurde von der amerikanischen Psychologin Francine Shapiro (1989a, 1995) entwickelt und zählt nach anfänglich großem Skeptizismus vor allem der europäischen Psychotherapie inzwischen zu den wirksamsten traumatherapeutischen Methoden weltweit.

Neben der deutschen S3-Leitlinie (Schäfer et al., 2019) empfehlen mittlerweile fast alle internationalen Leitlinien EMDR explizit als wichtigen Bestandteil einer traumafokussierten Psychotherapie zur Behandlung der PTBS, z. B. das National Collaborating Centre for Mental Health (UK) (2005), das Phoenix Australia – Center for Posttraumatic Mental Health (2020), das Department of Veterans Affairs (USA) (2017). In den Leitlinien der International Society for Traumatic Stress Studies (ISTSS) wird das EMDR-Verfahren als gesichert wirksam in der Behandlung von Patientinnen mit PTBS bewertet und empfohlen. Auch die American Psychology Association (APA) spricht eine klare Empfehlung aus.

Die Wirksamkeit von EMDR wurde in zahlreichen randomisiertn kontrollierten Studien (RCT) quantitativ untersucht. EMDR scheint durchweg zu einer signifikanten Verbesserung der Symptomatik bei traumatisierten Patientinnen zu führen. Chen und Kollegen zeigten in der methodisch hochwertigen Metaanalyse von 2014 mit insgesamt 26 RCTs aus den vergangenen zwei Jahrzehnten eine überzeugende Wirksamkeit der EMDR-Behandlung bei Patientinnen mit PTBS in Bezug auf die Reduktion traumarelevanter Symptome sowie auf depressive und angstbezogene Symptome. Die Metaanalyse von Davidson and Parker (2001) schlussfolgert nach der Durchsicht von 34 Studien, dass EMDR wirksamer ist als andere Expositionstechniken. Auch Rothbaum, Astin & Marsteller (2005), Bisson et al. (2007), Bisson, Roberts, Andrew, Cooper und Lewis (2013) und Watts, Schnurr, Mayo, Young-Xu, Weeks und Friedman (2013) kommen zu dem Ergebnis, dass EMDR eine bessere Wirkung als oder gleichwertige Wirkung wie andere untersuchte Verfahren (z. B. Angstmanagement, psychodynamische Verfahren oder Problemlöseverfahren) zeigt.

Bei einem direkten Vergleich von EMDR mit der kognitiv-behavioralen Therapie (KBT) von Devilly und Spence (1999) bei der Behandlung der Opfer ziviler

Traumata ergab sich eine signifikante Symptomreduktion in beiden Gruppen. Die kognitiv-behaviorale Therapie zeigte sich gegenüber der EMDR signifikant effektiver und besser toleriert. Im Follow-up nach 3 Monaten stellten Devilly und Spence eine weitere Symptomreduktion in der KBT-Gruppe fest, während in der EMDR-Gruppe bei manchen Patientinnen eine Verschlechterung der Symptomatik zu beobachten war.

Es ist bekannt, dass traumatische Ereignisse komorbide Störungen auslösen und deren Prognose verschlechtern können. In einer systematischen Literaturrecherche konnte Valiente-Gómez et al. (2017) zeigen, dass EMDR neben der Linderung der traumabezogenen Symptomatik auch zu einer Verbesserung von psychotischen, affektiven und chronischen Schmerzsymptomen führt.

Weitere Studien aus den letzten Jahren konnten gute Effektstärken der EMDR-Behandlung bei den häufig vorkommenden komorbiden Störungen zeigen.

EMDR kann erfolgreich eingesetzt werden bei Patientinnen mit einer bipolaren Störung (Novo et al., 2014), bei Patientinnen mit unipolarer Depression (Hase et al., 2015), bei Patientinnen mit einer Angststörung und stark ausgeprägtem Vermeidungsverhalten (Doering, Ohlmeier, de Jongh, Hofmann & Bisping, 2013), bei Patientinnen mit einem Alkoholabhängigkeitssyndrom (Hase, Schallmayer & Sack, 2008) und bei Patientinnen mit chronischen Schmerzen (Gerhardt, 2016).

Bei den erweiterten Anwendungsgebieten liegen oft keine klaren traumatischen Erinnerungen vor. Häufig finden sich aber individuell belastende und verstörende Erinnerungen im Zusammenhang mit der Erkrankung, auf die sich die EMDR-Behandlung fokussieren kann.

### 5.5.2 Beschreibung

Vor dem Beginn des Desensibilisierungsprozesses (Handbewegungen des Therapeuten respektive Augenbewegungen der Patientin) werden im Standardprotokoll nach Shapiro (1995) folgende Daten erhoben:

1) das zu bearbeitende Thema,
2) Erinnerungsbild des schlimmsten Moments,
3) negative Kognition über sich selbst,
4) Wunschkognition (positive Kognition),
5) eingeschätzte Stimmigkeit der Wunschkognition jetzt (Skala 1–7),
6) durch das Erinnerungsbild und die negative Kognition ausgelöste Emotionen,
7) Grad der jetzt empfundenen Belastung (Skala 0–10),
8) Lokalisierung der Körperempfindung, ausgelöst durch den Belastungswert.

Zusätzlich zu diesen erhobenen Daten wird im SBK danach gefragt, wie die Patientin ihr mit diesen Punkten beschriebenes Problem symbolisch darstellen würde und/oder wo es sich im Raum befände, wenn sie sich vorstellt, eine Künstlerin zu sein, der alles Material zur Verfügung steht, was sie dazu benötigt:
9) Symbol und/oder Position im Raum.

Die Patientin konfrontiert sich imaginativ mit den Erinnerungen an das traumatische Ereignis und folgt dabei mit den Augen dem Finger der Therapeutin, den diese schnell und gleichmäßig horizontal bewegt. Die Augenbewegungen werden so lange wiederholt, bis die psychische Belastung nachlässt. Diese „bilaterale Stimulation“ kann von der Therapeutin auch durch sensorische Reize (klopfen auf die Hände, sog. Tapping) oder akustische Reize (einen Ton, ein Geräusch abwechselnd an das linke und rechte Ohr richten) erzeugt werden. Schließlich wird das ursprünglich belastende Bild des schlimmsten Teils der traumatischen Erfahrung an eine positive und hilfreiche Kognition gekoppelt und in die biographische Erinnerung integriert. Zur genauen Beschreibung siehe Shapiro (1995) oder z. B. Hofmann (2005), Lamprecht, Lempa & Sack (2000) und Böhm (2016).

### 5.5.3 Wirkungsweise

Shapiro (2001, 2018) selbst erklärte die Wirkung von EMDR zunächst hypothetisch mit einer beschleunigten Informationsverarbeitung und einem Prozess optimaler Verarbeitungsbedingungen (AIP = Adaptive Informationsverarbeitung). Hierbei sollen belastende Erinnerungsnetzwerke mit Ressourcennetzwerken vernetzt werden. Sie führte auch von den Augenbewegungen unabhängige Wirkfaktoren an, vor allem die dosierte Form der Exposition. Durch die Instruktion, traumatische Erinnerungen wiederholt hervorzurufen und zu beenden, werde der Eindruck der Kontrolle über diese Vorstellungen gefördert.

Welche Bestandteile des EMDR genau für den Therapieerfolg notwendig sind, konnte noch nicht abschließend geklärt werden. Zur Erklärung der Wirksamkeit von EMDR gibt es lerntheoretische, behaviorale und neurologische Hypothesen. Aufgrund der vielschichtigen Traumasymptomatik (körperlich, affektiv, kognitiv, vegetativ, mnestisch) und der verschiedenen durch EMDR angesprochenen Modalitäten (kognitiv, visuell/olfaktorisch/auditiv, sensorisch, affektiv, identitätsbezogen) gibt es eine Vielzahl aufgestellter Hypothesen, wie und über welche Mechanismen EMDR wirkt. Neben dem Modell der AIP (Shapiro, 2001) wurde die Expositionshypothese (Hembree & Foa, 2003), die Hypnose-Hypothese (Revenstorf & Peter, 2009), Hypothesen zur dualen Aufmerksamkeit (Kavanagh, Freese,

Andrade & May, 2001), die REM-Schlaf-Hypothese (Stickgold, 2002) oder die Hemisphären-Kohärenz-Theorie (Pagani et al., 2012) diskutiert.

Nach gegenwärtigem Stand scheint es für reine Expositions-, REM-Schlaf- und Hypnose-Hypothesen keine hinreichenden Belege zu geben. Andere Hypothesen, die mehr die Reduktion vegetativer Erregung in den Mittelpunkt rücken, sind in vielen experimentellen Arbeiten überprüft worden. Insbesondere die Ergebnisse von Kreyer (2008) und Sack und Stingl (2019) legen die Vermutung nahe, dass die duale Aufmerksamkeit ein wirksamer Faktor ist (siehe auch Horst, 2015).

Die Rekonsolidierungshypothese besagt, dass EMDR im Arbeitsgedächtnis gemäß dem Modell nach Baddeley (2012) arbeitet und einstmals belastende Erinnerungen im Langzeitgedächtnis geringer oder nicht mehr belastend rekonsolidiert werden im Sinne eines Neulernens nach Rüegg (2009, zitiert nach Richter, 2018). Richter schlägt in diesem Zusammenhang den Begriff der Neokonsolidierung vor, um auszudrücken, „dass die Rekonsolidierung nicht in alter, sondern in neuer Form nach einer Bearbeitung im Arbeitsgedächtnis erfolgte“ (S. 340).

Sack und Stingl (2019) untersuchten drei verschiedene Bedingungen: EMDR mit Augenbewegungen (Standard), EMDR mit Blick auf die unbewegte Hand (fixiert) und EMDR ohne externe Aufmerksamkeitsfokussierung (ohne Fokus). Alle drei Bedingungen führten zu vergleichbaren Remissionsraten. Die beiden Bedingungen mit dualem Aufmerksamkeitsfokus (interne Fokussierung auf belastende Erinnerung und gleichzeitig externe Fokussierung durch Blick auf die Hand) führten allerdings zu einer signifikanten Beschwerdereduktion. Die Standardbedingung brachte keinen zusätzlichen Nutzen, sodass die Rolle der bilateralen Stimulation durch die Augenbewegungen infrage gestellt werden kann. Hier ist weitere Forschung nötig, um die genauen Wirkfaktoren zu identifizieren und so die Behandlung weiter zu optimieren.

Bereits 1999 konnte eine Gruppe um van der Kolk (Levin, Lazrove & van der Kolk, 1999) neurophysiologische Veränderungen nach EMDR-Behandlungen (drei bis vier Sitzungen à 90 Minuten) nachweisen. Die bei Traumapatientinnen rechtshemisphärisch betonte Aktivierung während der Konfrontation mit einem Traumaskript war nach erfolgreicher EMDR-Behandlung zwar noch vorhanden, jedoch waren auch übergeordnete Hirnzentren, der anteriore Gyrus cinguli und der linke präfrontale Cortex, aktiviert. Diese sind für die Kontrolle der affektiven Reaktionen zuständig. Sie ermöglichen den Patientinnen die kognitive Einordnung, dass die traumatische Situation zwar emotional schrecklich und in der Erinnerung bestehen bleibt, aber nicht mehr aktuell bedrohlich ist.

Zusätzlich werden durch EMDR-Sitzungen häufig Verbindungen zu früheren Traumatisierungen oder schweren Belastungen hergestellt, die einer erfolgreichen Bewältigung der aktuellen PTBS-Symptomatik hinderlich im Wege stehen. Der Grund dafür liegt wahrscheinlich in erster Linie in den mangelnden Fähigkeiten der Patientinnen, narrative Mitteilungen über die traumatische Situation zu machen. Damit wird der sprachlich-psychotherapeutische Zugang erschwert (Hofmann, 2005). Schon bei van der Kolk und Fisler (1995) konnte die Hälfte der Traumatisierten selbst zum Zeitpunkt maximaler Beschwerden keine zusammenhängende Geschichte ihrer Traumatisierung erzählen. Die häufig beobachtete „Sprachlosigkeit“ (van der Kolk, Burbridge & Suzuki, 1997) wurde ebenso auf die mit PET-Untersuchungen nachgewiesene Unterdrückung der linken Hemisphäre des Gehirns (Rauch et al., 1996) zurückgeführt. Die linke Hemisphäre verarbeitet überwiegend analytisch, sequentiell und kategorial und operiert mit Worten und Symbolen. Traumarelevante implizite Gedächtnisinhalte sind somit nicht mit sprachlichen Mitteln erfassbar, was verbalen Therapien enge Grenzen setzt.

Veränderungen mit EMDR im Erleben der Patientinnen sind hauptsächlich möglich bei

- belastenden Bildern,
- Emotionen,
- Körpergefühlen,
- dysfunktionalen Kognitionen und Schuldgefühlen,
- früheren Belastungen oder Traumatisierungen, die die Verarbeitung des aktuellen Traumas erschweren.

Besonders wirksam ist EMDR in der Veränderung der aus der traumatischen Situation entwickelten und später generalisierten negativen Kognitionen über sich selbst, wie beispielsweise: „Ich bin in Todesgefahr und total hilflos!“ Solche Kognitionen können durch die EMDR-Behandlung als nur für die damalige traumatische Situation angemessen erkannt und für heutige ähnliche Situationen nicht mehr relevant bewertet werden.

### 5.5.4 Hinweise zur Durchführung

Da es sich bei EMDR um eine Therapiemethode handelt, die als hoch wirksam in der Behandlung von PTBS-Patientinnen eingestuft werden kann, sind für die Durchführung zwei Forderungen aufzustellen: Nur gut ausgebildete Psychotherapeutinnen, die EMDR in qualifizierten Fortbildungsveranstaltungen gelernt haben, sollen diese Methode einsetzen. EMDR ist kein eigenständiges Therapieverfahren, da es zu wenig theoriefundiert und zu speziell auf einen Aspekt, nämlich die beschleunigte Informationsverarbeitung (Shapiro, 1989a, 1989b), ausgerichtet ist. Es soll daher nur als Baustein innerhalb einer therapeutischen Gesamtstrategie zum Einsatz kommen. Das Behandlungskonzept SBK bietet hierfür einen sinnvollen therapeutischen Rahmen.

An dieser Stelle sei vor der alleinigen Anwendung von EMDR ohne vorherige Diagnostik auf Dissoziationsstörungen und ohne die kognitive und emotionale Vorbereitung der Phasen 1 bis 4 des SBK gewarnt. Bei Patientinnen mit einer nicht erkannten dissoziativen Identitätsstörung (DIS) kann es dann nämlich zu erheblichen unkontrollierbaren Überflutungen und Aktivierung von abgespaltenen Ich-Anteilen kommen, die kaum noch aufzufangen sind.

Führt man die Phasen 1 bis 4 bei Patientinnen mit starker Dissoziationsneigung regelgerecht durch, sind sie genügend stabilisiert, um auch EMDR bei ihnen einsetzen zu können. Wenn sie in den Phasen 1 bis 3 und besonders beim Clustern (siehe Kapitel 3) immer stark dissoziieren, ist eine weitere konfrontative Therapie mit Exposition in sensu und besonders EMDR kontraindiziert.

### 5.5.5 Beispiele für EMDR-Protokolle

**Beispiel EMDR-Protokoll bei Typ-I-Trauma**

*Problemsituation*

*Th.:* An welcher schwierigen Erinnerung aus Ihrem Leben wollen Sie arbeiten?

*Pat.:* An der Ermordung meiner Lehrerin durch einen Mitschüler, der sie mit 21 Messerstichen niederstach. Der erste Stich traf sie in der Halsschlagader.

*Erinnerungsbild/Hotspot*

(Innerlich ein Photo schießen:)

*Th.:* Welches Bild stellt den schlimmsten Teil Ihrer Erinnerung dar?

*Pat.:* Der schwarz maskierte Täter sticht auf sie ein, sie schreit, ihr rotes Blut spritzt im hohen Bogen an die grüne Tafel.

*Negative/dysfunktionale Kognition (NK)*

*Th.:* Welche Worte, die zu diesem Bild passen, drücken am besten Ihre negativen Gedanken aus? (Selbstbewertung heute)

*Pat.:* Ich bin in Todesgefahr, absolut hilflos!

*Positive/hilfreiche Kognition (PK)*

*Th.:* Wie würden Sie gerne im Zusammenhang mit diesem Bild jetzt (heute) über sich denken?

*Pat.:* Es ist vorbei, ich bin sicher.

*VoC (Validity of Cognition)*
(Die VoC gibt den Grad der gefühlten Zustimmung zur angemessenen positiven Selbstüberzeugung in Bezug auf das Trauma an und wird mit der VoC-Skala erfasst:)
*Th.:* Wie stimmig fühlt sich der positive Gedanke „...“ (positive Kognition wörtlich wiederholen) auf einer Skala von 1 bis 7 an, wenn 1 völlig falsch und 7 völlig richtig ist?
1 2 3 4 5 6 7
*Pat.:* 2.

*Emotionen/Gefühle*
*Th.:* Wenn Sie sich das Bild zusammen mit dem Satz „Ich bin in Todesgefahr, absolut hilflos!“ vorstellen, welche Gefühle löst das jetzt in Ihnen aus?
*Pat.:* Panik, Fassungslosigkeit und tiefe Traurigkeit.

*SUD*
(SUD steht für Subjective Units of Discomfort [subjektiver Grad des Unbehagens], die auf einer Skala von 0 bis 10 eingeschätzt wird.)
*Th.:* Wie belastend fühlt sich das Ereignis jetzt für Sie auf einer Skala von 0 bis 10 an, wobei 0 „neutral“ oder „keine Belastung“ bedeutet und 10 die für Sie „maximale Belastung“.
0 1 2 3 4 5 6 7 8 9 10
*Pat.:* 8.

*Lokalisieren der Körperempfindung*
*Th.:* Wo/Wie spüren Sie die Belastung jetzt in Ihrem Körper?
*Pat.:* Am Hals, genau da, wo die Lehrerin durch den ersten Stich verletzt wurde.

*Symbol mit Position im Raum oder Metapher*
*Th.:* Wie würden Sie das Problem als Künstlerin darstellen, wenn Sie alles Material hätten, was Sie dazu brauchen?
*Pat.:* Ein schwarzes Monster stürzt auf mich zu, wie ein Film in Endlosschleife.

**Beispiel EMDR-Protokoll bei komplexem Trauma**

*Problemsituation*
*Th.:* An welcher schwierigen Erinnerung aus Ihrem Leben wollen Sie arbeiten?
*Pat.:* An dem sexuellen Missbrauch durch mehrere Männer.

*Erinnerungsbild/Hotspot*
(Innerlich ein Photo schießen:)
*Th.:* Welches Bild stellt den schlimmsten Teil Ihrer Erinnerung dar?

*Pat.:* Ich betrete den Raum, da sitzen die Männer, es riecht nach Zigaretten und Alkohol, und einer sagt: „Ah, da isse ja, das Schätzchen!"

*Negative/dysfunktionale Kognition (NK)*
*Th.:* Welche Worte, die zu diesem Bild passen, drücken am besten Ihre negativen Gedanken aus? (Selbstbewertung heute)
*Pat.:* Ich bin geschändet, auf ewig zerstört, der letzte Dreck!

*Positive/hilfreiche Kognition (PK)*
*Th.:* Wie würden Sie gerne im Zusammenhang mit diesem Bild jetzt (heute) über sich denken?
*Pat.:* Ich kann es lernen, mit der Erinnerung zu leben, und habe eine Chance, gesund zu werden.

*VoC (Validity of Cognition)*
*Th.:* Wie stimmig fühlt sich der positive Gedanke „..." (wörtlich wiederholen) auf einer Skala von 1 bis 7 an, wenn 1 völlig falsch und 7 völlig richtig ist?"
1 2 3 4 5 6 7
*Pat.:* 1 bis 2.

*Emotionen/Gefühle*
*Th.:* Wenn Sie sich das Bild zusammen mit dem Satz „..." (negative Kognition wörtlich wiederholen) vorstellen, welche Gefühle löst das jetzt in Ihnen aus?
*Pat.:* Angst, Ekel, Verzweiflung.

*SUD*
*Th.:* Wie belastend fühlt sich das Ereignis jetzt für Sie auf einer Skala von 0 bis 10 an, wobei 0 „neutral" oder „keine Belastung" bedeutet und 10 die für Sie „maximale Belastung".
0 1 2 3 4 5 6 7 8 9 10
*Pat.:* 12, aber das geht ja nicht, also 10.

*Lokalisieren der Körperempfindung*
*Th.:* Wo/Wie spüren Sie die Belastung jetzt in Ihrem Körper?
*Pat.:* In der Brust, hinter den Ohren, im Bauch und im Unterleib.

*Symbol mit Position im Raum oder Metapher*
*Th.:* Wie würden Sie das Problem als Künstlerin darstellen, wenn Sie alles Material hätten, was Sie dazu brauchen?
*Pat.:* Eine in Mullverband eingewickelte Figur mit vielen Blutflecken liegt auf einer Müllhalde.

Ausgehend von diesen in den beiden Beispielen vorgestellten Grunddaten werden die Patientinnen aufgefordert, sich das Ausgangsbild vorzustellen, an die negative Kognition zu denken, die Belastung im Körper zu spüren und dem Finger der Therapeutin zu folgen. Häufig steigen die Patientinnen in die Erinnerung an das Trauma ein, erleben es neu, entwickeln Assoziationen zu früheren Belastungen, beobachten die Neutralisierung des belastenden Ausgangsbildes (siehe Kap. 8) und/ oder spüren Veränderungen in ihrer körperlichen Anspannung. Dieser Desensibilisierungsprozess wird so lange fortgeführt, bis der SUD-Wert, der die momentan empfundene Anspannung anzeigt, auf möglichst 0 gesunken ist. Dann wird das ursprüngliche negative Bild mit der positiven Kognition verbunden und so lange mit Augenbewegungen verstärkt, bis sie sich für die Patientinnen idealerweise vollständig stimmig anfühlt. Dieses ist der Reprozessierungsprozess. Der Erfolg des Prozesses wird ablesbar an der Veränderung der Körperempfindungen und Veränderungen bzw. Neubildungen des Symbols.

In den beiden oben vorgestellten Beispielen waren die Patientinnen am Schluss belastungsfrei und schätzten ihre positive Kognition als sehr stimmig ein.

### 5.5.6 Relevanz des EMDR – persönliche Einschätzung

Nach meiner (GP) Erfahrung wirkt EMDR im SBK auf drei Ebenen und ist daher ein sehr hilfreicher Baustein in der Behandlung von Traumafolgestörungen:

1) Besonders intrusive Bilder, die die Patientinnen stark belasten, treten in den Hintergrund, verblassen, werden unscharf oder verschwinden gänzlich. Während der EMDR-Behandlung schildern Patientinnen oft, wie sich dieses Ausgangsbild verändert, z. B. kleiner wird, an Farbe verliert oder tatsächlich auch der Inhalt sich ganz anders darstellt und damit nicht mehr so belastend empfunden wird.

**Beispiel 1**

Die oben vorgestellte Schülerin, die in Meißen die Ermordung ihrer Lehrerin durch ein Messerattentat erleben musste, hatte gesehen, wie der erste Messerstich die Lehrerin in der Halsschlagader getroffen hatte und sie stark blutete. Ihr Ausgangsbild, das sie auch im Alltag oft vor Augen hatte, war: „Das rote Blut der schreienden Lehrerin spritzt im hohen Bogen auf die grüne Tafel." Während der EMDR-Behandlung wurde es erst zu einem schwarz-weißen Bild, dann wurde es immer kleiner, am Schluss war es für die Schülerin nicht mehr da. Einige Wochen danach schrieb sie mir aus den Sommerferien: „Hallo Herr Pieper, ich verstehe immer noch nicht, wie dieses Augen-hin-und-her das machen konnte, aber ich kann dieses Bild nicht mehr vor meinem inneren Auge sehen, selbst wenn ich es versuche! Tschüss, schöne Ferien!“

**Beispiel 2**

Eine Justizvollzugsbedienstete, die von einem Gefangenen als Geisel genommen und vergewaltigt wurde, über Stunden in schlimmsten Ängsten war, hatte das intrusive Bild: „Der Gefangene drückt mich an die Wand, hält mir ein Messer an den Hals, ich schaue in seine irren Augen und bin total hilflos, habe keine Kontrolle mehr.“ Das Bild ändert sich unter den Augenbewegungen zu: „Ich schaue auf die Szene und sehe, wie ich mich befreit habe und fliehe.“ Dieses Bild ist nicht mehr so belastend, da sie es aus der Beobachterperspektive sieht und nicht mehr aus der des Opfers, und sie sich aktiv aus der Situation befreit hat und flieht, obwohl sie das in der Realität nicht konnte, da sie mit ansehen musste, wie der Gefangene sich vor ihren Augen suizidierte. Es fühlt sich für sie real an, gibt ihr Kraft und sie sagt: „Mit diesem veränderten Bild ist es nicht mehr so belastend, damit kann ich leben.“

2) Patientinnen können unter der EMDR-Behandlung etwas aktiv tun, was ihnen während des traumatischen Ereignisses nicht möglich war. Sie können einem Impuls nachkommen, im Nachhinein ihrer damals erlebten absoluten Handlungsunfähigkeit etwas entgegenzusetzen.

**Beispiel 1**

Ein junger Mann, der die Ermordung seines Freundes mit ansehen musste und dabei vollkommen überrascht und paralysiert war, entwickelt danach eine schwerwiegende Depression. Er fühlte sich schuldig, dem Freund nicht geholfen und ihn gerettet zu haben. In der EMDR-Behandlung, in der er das Ereignis noch einmal nacherlebt, hat er die Idee, kurz bevor der Täter mit dem Messer zusticht, ihm von hinten einen Stuhl ins Kreuz zu werfen. Nachdem er das in der Phantasie unter Augenbewegungen getan hat, wirkt er vollkommen befreit und entlastet. Er sagt begeistert: „Wow, ich habe es getan!“ Die Vorstellung, es getan zu haben, unterstützt durch die bilaterale Stimulation, fühlt sich für ihn genauso an, als habe er es damals tatsächlich getan. Seine depressive Symptomatik bessert sich anschließend zusehends.

**Beispiel 2**

Eine Patientin Anfang 40 erlebte im Alter von 13 Jahren den mehrfachen sexuellen Missbrauch durch ihren Lehrer in dessen Haus. Ihr schlimmstes Bild ist, dass die Frau des Lehrers sie in das Schlafzimmer schiebt und die Tür schließt, um mit ihrem Mann „Mittagsschlaf" zu halten. Im Verlauf der EMDR-Behandlung gerät sie an einen Punkt tiefster Verzweiflung, da sie die Erfahrung gemacht hatte, dass ihr niemand glaubt und beisteht, weder ihre Eltern, noch Freundinnen oder andere Lehrer. Sie sieht sich am Boden liegen, missbraucht, schutz- und hilflos und ist ohne Kraft und ohne Hoffnung. Auf die Intervention des Therapeuten hin, was sie tun würde, wenn dieses misshandelte Kind ihre Tochter wäre, kommt sie ihrem Impuls nach, das Kind in die Arme zu nehmen, es zu trösten, diesen Ort zu verlassen und ihm Liebe zu geben. Diese tröstliche Erfahrung hat eine deutlich heilende Wirkung.

Offensichtlich können Patientinnen mithilfe der EMDR etwas nachholen und sozusagen wiedergutmachen. Nach meiner Erfahrung sind diese Effekte auch langfristig wirksam.

3) Lebensgeschichtlich relevante Belastungssituationen, die ein traumatisches Erlebnis für den Betroffenen noch unerträglicher machen, als es ohnehin schon ist, tauchen häufig unwillkürlich auf. Verbindungen zu derartigen Vorbelastungen sind vielen Patientinnen nicht bewusst und in rein verbalen Therapien nicht oder nur in zahlreichen Sitzungen aufzuspüren. Im EMDR können offensichtlich Verbindungen von zuvor isoliert abgespeicherten assoziativen Netzwerken „automatisch" innerhalb einer Behandlungssequenz geknüpft werden.

**Beispiel**

Eine Patientin erlebt die extreme Hilflosigkeit, die sie bei einer Vergewaltigung erfahren hatte, während einer EMDR-Sitzung wieder. Dabei entsteht die Erinnerung, wie ihr Vater sie als Kind für einen vermeintlichen Diebstahl beschimpft und geschlagen hat, den sie gar nicht begangen hatte. Erst nach der Bearbeitung dieses Erlebnisses mit EMDR ist es ihr möglich, sich von den irrationalen Schuldgefühlen wegen der Vergewaltigung zu distanzieren und dem Täter die Schuld zu geben.

Zur Arbeit mit Symbolen: Die Beschreibung eines imaginierten Symbols für die Belastung und dessen Veränderung im Verlauf der Behandlung ist sowohl für die Patientinnen als auch die Therapeutinnen immer wieder faszinierend. Häufig werden anfangs dunkle, bedrohliche Bilder oder Skulpturen als Symbol für die Belastung gewählt wie:

- ein Schiff auf tosender See
- ein Bild mit dunklen Farben
- das Bild „der Schrei" von Edvard Munch
- ein großer kantiger Felsbrocken, der vor der Patientin liegt
- eine in viele Teile zerschmetterte Porzellanfigur, die auf dem Boden liegt

Am Ende des EMDR-Prozesses, nach der Installation der positiven Kognition und der Überprüfung der Körperempfindungen, wird nach dem Symbol gefragt. Hat sich dieses nicht verändert, kann man davon ausgehen, dass sich die empfundene Belastung nicht entscheidend verändert hat und die Patientin bei der Angabe niedriger Belastungswerte eher im Sinne der sozialen Erwünschtheit geantwortet hat. Nach erfolgreichen Verarbeitungsprozessen werden jedoch deutliche Veränderungen des Symbols beschrieben:

- Das Schiff auf tosender See wurde zu einem Schiff, das bei ruhiger See im Sonnenuntergang segelt.
- Das Bild mit dunklen Farben wurde zu einem Bild mit hellen, freundlichen und leuchtenden Farben.
- Das Bild „der Schrei" von Edvard Munch wurde zu einem Bild, auf dem die Mutter schützend ein Kind in den Armen hält.
- Der große kantige Felsbrocken, der vor der Patientin lag, wurde zu einem kleinen runden Stein, der im hinteren Teil des Raumes liegt.
- Die in viele Teile zerschmetterte Porzellanfigur, die auf dem Boden lag, wurde zu einer wiederhergestellten Figur, die in einem Karton mit weicher Wolle liegt.

Nach einer erfolgreichen EMDR-Behandlung ist es hilfreich, der Patientin den am Ende stimmigen Satz der positiven Kognition aufzuschreiben und mitzugeben. Am besten auf schönem Papier und in Schönschrift. Zusätzlich kann vorgeschlagen werden, mit dem veränderten Symbol zu arbeiten, z. B. es zu malen oder zu plastizieren. Auf diese Weise haben die Patientinnen ihre psychische Entwicklung deutlicher vor Augen und sie ist greifbar.

Mit dem Baustein EMDR ist die Traumatherapie meines Erachtens wesentlich effektiver als nur mit rein verbalen Gesprächstechniken und/oder nur Expositionstechniken. EMDR kann aber nicht eine eigenständige Traumatherapie sein. Es ist keine eigene Therapiemethode, sondern eine Technik, die mit anderen Therapiemethoden zusammen eingesetzt werden muss. Das Instrument EMDR muss eingebettet sein in eine therapeutische Gesamtstrategie wie dem SBK. Nach meiner Erfahrung ist gerade die Kombination von kognitiver Arbeit, Expositionstechniken und EMDR besonders effektiv und hilfreich für die Patientinnen.

## 5.6 Phase 6: Exposition in vivo

Auch bei einer bis zur sechsten Phase schon recht umfangreichen Behandlung der PTBS besteht bei vielen Traumatisierten eine starke Angst und ein ausgeprägtes Vermeidungsverhalten bezüglich des Ortes der traumatischen Ereignisse. Die beiden in den vorherigen Phasen eingesetzten Verfahren, Exposition in sensu und EMDR, führen nach Erfahrung der Autoren nicht oder nur selten dazu, dass die Betroffene den Ort des Unfallgeschehens selbständig ohne inneres oder äußeres Vermeidungsverhalten aufsuchen kann. Da das auf den Ort der traumatischen Ereignisse bezogene Vermeidungsverhalten bei Nichtbehandlung zu generalisieren droht, ist es für den Gesamterfolg der therapeutischen Bearbeitung des Traumas entscheidend, für dieses Problem eine therapeutische Lösung anzubieten. Trotz anfänglicher Therapieerfolge führen häufig Generalisierungseffekte, die aus der Vermeidungshaltung der Patientinnen gegenüber dem Unfallort entstehen, zu späteren Verschlechterungen oder Rückfällen.

### 5.6.1 Theoretischer Hintergrund

Bei der Exposition in vivo handelt es sich um eine prolongierte Exposition zu aversiven äußeren Reizbedingungen, vor allem Orten und Umgebungen (Hand, 2015). Die Verfahren gehen von der lerntheoretischen Annahme aus, dass die primär erfolgende Verhaltensänderung, die Aufhebung der Vermeidung, eine Angstreduktion bewirkt. Die *In-vivo-Exposition* unterscheidet sich von der In-sensu-Exposition vor allem darin, *wie die Motivation zum Akzeptieren der Situationsexposition erreicht wird*. Die gezielte Bearbeitung der auftretenden Emotionen, Kognitionen oder psychophysiologischen Reaktionen tritt dagegen in den Hintergrund. Über Exposition in vivo als isolierte Intervention bei Traumatisierten liegen keine systematischen Forschungsergebnisse vor. Bei den gängigen traumafokussierten Interventionen werden expositionsorientierte Verfahren aber neben kognitiven

Techniken fast immer angewendet. Am stärksten finden sich die In-vivo-Expositionsverfahren in der prolongierten Exposition von Foa, Gillihan & Bryant (2013) wieder mit sehr guten Wirksamkeitsnachweisen für eine Vielzahl von Patientinnengruppen (Powers, Halpern, Ferenschak, Gillihan & Foa, 2010). Für Expositionsverfahren werden in der Metaanalyse von Cusack et al. (2016) hohe Effektstärken im Vergleich zu psychologischen Placebobehandlungen angegeben. Die Evidenzgradeinschätzung ist hoch. Allerdings sind in die Metaanalyse fast ausschließlich Studien eingeflossen, die das manualisierte Vorgehen der prolongierten Exposition nach Foa angewendet haben. Hierbei werden Exposition in sensu und in vivo immer in Kombination angewendet.

Erfolgreiche Behandlungen des phobischen Vermeidungsverhaltens bezüglich des Unfallortes werden auch bei Foa (1997), Foa et al. (1999), Taylor und Thordarson (2002) und Thompson, Charlton, Kerry, Lee und Turner (1995) beschrieben.

### 5.6.2 Beschreibung

Bei der Vorbereitung einer Exposition in vivo sind relevante Traumareize zu identifizieren für

- *Orte,* die mit dem Trauma unmittelbar verbunden sind;
- *Situationen,* die eng mit dem Trauma assoziiert sind;
- Orte oder Situationen, die mit dem *Tod eines anderen Menschen* in Verbindung stehen.

Für die Durchführung einer Exposition in vivo wird den Patientinnen die Information geben, dass das Erregungsniveau anfangs steigt. Die Betroffenen werden in die Situation begleitet und sollen so lange in der Situation verweilen, bis die Anspannung und Belastung deutlich nachlässt.

### 5.6.3 Wirkungsweise

In *Gruppen* wurden von mir (GP) Expositionen in vivo durchgeführt bei

- Betroffenen und Angehörigen des Grubenunglücks von Borken auf dem Gelände der zerstörten Grube;
- sechs bei diesem Unglück eingeschlossenen Bergleuten in einem 1000 Meter unter der Erde liegenden Stollen;
- Betroffenen und Angehörigen der ICE-Katastrophe von Eschede an der Unglücksstelle;

- Schülern in Meißen, deren Lehrerin vor ihren Augen ermordet worden war im Klassenzimmer, in dem die Tat geschehen war;
- Schülern in Erfurt, die bei einem Amoklauf eines Mitschülers in Erfurt den Tod ihres Lehrers und ihrer Mitschüler erlebt hatten, in der Schule, am Ort des Geschehens.

In *Einzeltherapien* wurden von mir Expositionen in vivo durchgeführt bei

- Verkehrsunfallopfern und Unfallverursachern am Unfallort;
- Justizvollzugsbediensteten nach Gewalterlebnissen und sexuellen Übergriffen im Gefängnis;
- Geiselopfern;
- Opfern von Messerattentaten mit schwersten Verletzungen;
- Angehörigen von tödlich Verunglückten, die durch Gewalttaten oder tragische Unfälle ums Leben gekommen waren, an den jeweiligen Unfallstellen (Betriebe, private Häuser, öffentliche Plätze);
- Opfern von sexuellem Missbrauch in der Kindheit in oder vor dem Haus, in dem es geschehen war;
- Opfern von Vergewaltigungen am Ort der Vergewaltigung.

Bei der Durchführung der Behandlungen entsteht eine starke Belastungssituation für die Patientin. Für die Therapeutin ist die Organisation einer Exposition in vivo oft zeitaufwändig und in der Durchführung ebenfalls belastend. In den Auswertungen der erreichten Therapieerfolge und in den Katamnesegesprächen wurden die Expositionsbehandlungen in vivo von den Patientinnen jedoch regelmäßig als Meilensteine der Traumabewältigung charakterisiert. Meine klinische Beobachtung deckt sich mit diesen Schilderungen der Patientinnen.

In der rückwirkenden Reflektion der Exposition in vivo schildern die Patientinnen häufig eine starke Anspannung zu Beginn der Situation und ein weiteres Ansteigen der psychophysiologischen Belastung in der ersten Phase. Häufig erleben sie das Unfallgeschehen noch einmal vor ihrem inneren Auge. Dies geschieht jedoch nicht unkontrolliert im Sinne einer Überschwemmung oder Retraumatisierung. Durch die vorhergehenden Behandlungsschritte sind die Patientinnen sehr gut vorbereitet:

- Sie kennen das Prinzip der Habituation aus der Exposition in sensu (Phase 4).
- Das Therapierational ist ihnen klar (Phase 2).
- Emotionen sind im Sinne einer Traumabewältigung ausführlich durch Exposition in sensu (Phase 4) und EMDR bearbeitet (Phase 5).
- Dysfunktionale Kognitionen und irrationale Schuldgefühle sind geklärt und durch KTE (Phase 3) und EMDR (Phase 5) weiterverarbeitet.

Wenn sich für die Patientinnen eine erste Habituation bemerkbar macht, spüren sie eine wachsende Stärke in sich. Im gleichen Maß, wie die panische Angst vor dem „magischen Ort“ des Unfallgeschehens sich in den Respekt vor einer Erinnerung an ein trauriges oder schreckliches Erlebnis wandelt und sie an eben diesem Ort spüren, wie sie körperlich entspannter werden, registrieren die Betroffenen ein stärker werdendes Selbstbewusstsein. Sie können sich selbst wieder mehr zutrauen, wenn sie feststellen, dass nicht dieser Ort über sie und ihre emotionalen und physiologischen Reaktionen Macht hat, sondern sie es an diesem Ort aushalten können und dabei immer ruhiger, gelassener und entspannter werden. Somit verlassen die Patientinnen zu diesem Zeitpunkt in der Therapie ihre schon erwähnte Opferrolle und übernehmen die einer aktiven Überlebenden.

### 5.6.4 Hinweise zur Durchführung

Steil (2003) empfiehlt die Exposition in vivo im Verlauf der Behandlung, nachdem die Befürchtungen der Patientin überprüft und eventuell mithilfe typischer kognitiver Methoden korrigiert worden sind. Sie weist darauf hin, dass beim Aufsuchen des Ortes der Traumatisierung natürlich ausschließlich objektiv ungefährliche Situationen aufgesucht werden. Die ausführliche Vorarbeit mit der Patientin besteht neben dem Ausräumen eventueller letzter Zweifel darin, die Stellen am Ort des Geschehens auszumachen, die mit besonders schmerzlichen Erinnerungen verbunden werden. Dabei ist Genauigkeit oberstes Gebot: Kritische Punkte werden leicht übersehen, wenn man nicht genau exploriert hat.

Bei der Exposition in vivo nach einem Ereignis, wie beispielsweise dem Amoklauf in Erfurt, kann es unzureichend sein, die Exposition nur global im Klassenraum durchzuführen, in dem der Mord an der Lehrerin geschehen ist, wenn für den damit konfrontierten Schüler zum einen die Stelle, an der die Lehrerin verblutete, zum anderen die Stelle, an der er angstvoll mit dem Handy Telefonate mit der Polizei führte, von persönlicher Bedeutung sind. Deswegen empfiehlt es sich, vor der Durchführung mit den Betroffenen eine „Traumalandkarte“ zu erstellen, in die kritische Punkte eingetragen werden. Kritische Punkte sind solche Stellen am Ort des Traumageschehens, an denen

- etwas außergewöhnlich Schlimmes mit der Betroffenen passierte;
- sie gerade stand, als sie etwas außergewöhnlich Schlimmes beobachtete;
- sie gerade stand, als sie sich besonders schlecht fühlte, Todesangst verspürte;
- sie eine besondere Verbindung zu der verstorbenen Person empfindet.

Diese Punkte sind nacheinander gemeinsam aufzusuchen. Die Patientin soll jeweils ihre subjektive Belastung mithilfe der aus der Exposition in sensu schon bekannten SUD-Skala (SUD=Subjective Units of Disturbance) von 0 bis 10 zu Beginn einschätzen. Anschließend zieht sich die Therapeutin so weit zurück, dass sie die Patientin noch beobachten kann, diese aber dadurch das Gefühl entwickelt, es allein zu schaffen. Die Instruktion lautet, dass sie dort so lange stehen bleiben soll, bis sie eine deutliche Beruhigung spürt. Diese kann die Therapeutin verifizieren mit einem um mindestens 4 bis 5 Punkte gesunkenen SUD-Wert. Für viele Patientinnen ist eine Reduktion der SUD-Werte auf 0 nicht möglich, da dieser Ort meistens mit starken Trauergefühlen verbunden ist, nachdem ihnen oder einem geliebten Menschen dort etwas sehr Schreckliches passiert ist. Die Therapeutin soll die Patientinnen darauf hinweisen, dass es im ersten Schritt „nur" um die Überwindung der durch den Ort ausgelösten Angst-, Schock- und Panikgefühle geht und dass die damit verbundene Trauer ein Thema darstellt, das später angegangen wird. Anschließend wird der nächste Punkt auf der Traumalandkarte aufgesucht und genauso verfahren.

Nachdem die Patientin allein an den einzelnen Stellen verharrt und habituiert hat, kann die Therapeutin sie in dieser Situation fotografieren. Die Fotos werden der Patientin später geschickt. Sie kann sich dort mit neu entstandener Stärke und Kompetenz sehen und diese Bilder zur weiteren Verstärkung ihrer wachsenden Selbstsicherheit in der Überwindung der Traumafolgen einsetzen. Viele Patientinnen äußern den Wunsch, die Konfrontation mit der Unfallstelle mit bestimmten Trauer- oder Erinnerungsritualen zu verbinden. Sie wollen z. B. eine Kerze aufstellen, ein Lied singen, einen Luftballon mit einem Brief an den Verstorbenen in den Himmel steigen lassen. Die Rituale sind vorher abzusprechen und zu planen. Während der Exposition ist jedoch strikt darauf zu achten, dass zuerst die Möglichkeit zur Konfrontation mit der eigenen Angst und Zeit zur Habituation gelassen wird. Erst nach der erlebten Beruhigung sind diese Rituale sinnvoll, da sie dann eine hilfreiche Bearbeitungsmöglichkeit der Trauer darstellen. Würde man die Rituale vorher zulassen, wären sie in vielen Fällen eine Ablenkung von der Konfrontation mit der eigenen Angst.

Bei der Durchführung der Exposition in vivo kann es zu folgenden Komplikationen kommen

- Die Patientin beendet die Konfrontation zu früh, weil sie meint, es reiche aus. Tatsächlich ist der SUD aber erst wenig gesunken.
- Die Patientin bricht ab, weil sie die Belastung nicht erträgt.
- Der SUD sinkt nicht, trotz langer Konfrontationszeit.

In den beiden ersten Fällen soll die Therapeutin die Patientin an das vorher besprochene Therapierational erinnern und sie motivieren, es noch einmal zu versuchen. Hier hilft Nachdruck und das Einbringen von Expertenwissen mit dem Hinweis, dass man aus vielen anderen Fällen weiß, wie hilfreich diese Methode ist, dass es ungünstig ist, in diesem Stadium abzubrechen und dass ein erneuter Versuch sicherlich erfolgreicher sein wird. Selbstverständlich darf die Patientin keinesfalls gezwungen werden, etwas zu tun, was sie nicht will. Sie soll lediglich motiviert werden, eine Hürde zu überwinden, vor der sie sich momentan scheut, die sie aber zu bezwingen sich vorgenommen hatte (siehe Steil, Ehlers & Clark, 2003). Wenn eine Patientin sich auch nach zwei- bis dreimaligem einfühlsamem Motivieren weigert, die Exposition weiter durchzuführen, ist abzubrechen. In der Auswertung ist dann nach den Gründen zu suchen, z.B. nach Grundüberzeugungen, die eine Zielerreichung behindern.

Die Schwierigkeiten in diesem Schritt der Behandlung mit dem SBK dürfen nicht als Scheitern der gesamten Therapie interpretiert werden, sondern als Aufforderung, Möglichkeiten zu erarbeiten, wie die Patientin es erreichen kann, ihr auf die Unfallstelle bezogenes Vermeidungsverhalten aufzugeben.

Im dritten Fall kann der Grund für ein Ausbleiben der Habituation darin liegen, dass die Patientin Traumabelastung und Trauer nicht richtig differenzieren kann. Es ist hilfreich, den Patientinnen deutlich zu machen, dass es in dieser Übung darum geht, nur die Ängste zu überwinden, die von diesem Ort ausgelöst werden. Natürlich besteht danach immer noch die Trauer angesichts des Verlustes einer geliebten Person oder auch die Trauer des Betroffenen, dass ihr selbst etwas so Schreckliches widerfahren ist. Häufig kommen die Patientinnen sogar erst nach der Expositionsbehandlung in Kontakt mit ihrer eigenen Trauer, die durch die phobische Traumasymptomatik überdeckt war. Die weitere Bearbeitung der Trauer als wichtiges Therapie- und Lebensthema sollte in Aussicht gestellt und die Möglichkeit der beschriebenen Trauerrituale am Unglücksort erwogen werden.

Im Anschluss an die Exposition in vivo wird ein ausführliches Auswertungsgespräch mit der Patientin oder der Gruppe geführt. Trotz genau vorbereiteter und sorgfältig durchgeführter Exposition ist dabei noch einmal nachzufragen, ob noch Unbehagen bezüglich einer bestimmten Stelle besteht. Manchmal fallen den Patientinnen während der Ortsbegehung Details ein, die sie vorher nicht bedacht hatten. Eine Schülerin in Erfurt beispielsweise entdeckte während der Exposition im Klassenzimmer eine von ihr an die Wand gekritzelte abfällige Bemerkung über den später getöteten Lehrer, was bei ihr große Schuldgefühle auslöste. Hier sollte die Therapeutin zunächst mit kognitiven Methoden das Problem angehen und dann erneut zu einer Exposition an dieser Stelle auffordern.

### 5.6.5 Beispiel für eine Exposition in vivo

**Beispiel einer Exposition in vivo bei Typ-I-Trauma**

Eine Mutter hatte den äußerst schmerzhaften Verlust ihres 1,5-jährigen Sohnes erlebt. Das Kind spielte auf einem Balkon im ersten Stock, der nach Einschätzung der Mutter wie ein Laufställchen war und keinerlei Gefahr darstellte. Sie war in der angrenzenden Küche, um den Abwasch zu machen. Als sie nach einer kurzen Weile nach ihrem Kind schauen wollte, befand es sich nicht auf dem Balkon. Sie fand es auch nicht in der Wohnung und bekam Panik. Wieder auf dem Balkon schaute sie über das Geländer und sah ihn unten auf dem Boden liegen. In Panik rannte sie hinunter und fand ihren Sohn mit einer Kopfverletzung bewusstlos am Boden. Das Kind wurde mit einem Rettungshubschrauber in die Klinik gebracht. Die Ärzte konnten nichts mehr für es tun, übergaben es am Schluss der Mutter, in deren Armen es verstarb. Ursache des Unfalls war eines von 70 Brettern auf dem neuen Balkon mit einem Holzgeländer mit senkrechten Holzplanken, das mit zu kurzen Schrauben verschraubt war und herausbrach, als das Kind sich dagegen gelehnt hatte.

Die Patientin entwickelte das Vollbild einer PTBS mit einer komorbiden Depression und einer Zwangsstörung. Sie zeigte ausgeprägtes Vermeidungsverhalten: Seit dem Vorfall hatte sie nie wieder den Balkon betreten und zog mit ihrem Mann nach einem Jahr aus dem Haus aus. Die KTE verlief gut, bei der Exposition in sensu sanken nach 15 Durchgängen die SUD-Werte von 8, 9, und 10 auf Werte von 3, 2, und 1 und die EMDR-Behandlung, bei der sie ihre Schuldgefühle („Ich bin schuld!") relativieren konnte zu der Aussage „Ich habe getan, was ich tun konnte", war erfolgreich. Nun stand die Exposition in vivo an.

Auf der Traumalandkarte hatte sie als „kritische Punkte" benannt:

1) sich dem Haus nähern und es betreten,
2) in der Küche an der Spüle stehen,
3) den Balkon betreten,
4) auf dem Balkon über das Geländer schauen an der Stelle, wo sie ihr Kind hat liegen sehen,
5) an der Stelle stehen, an der das Kind auf den Boden aufgeschlagen war.

Zunächst musste die Patientin mit den aktuellen Mietern klären, ob sie für die Expositionsbehandlung ihre Wohnung zur Verfügung stellen würden. Diese zeigten sich sofort einverstanden; wenn sie helfen könnten, würden sie es gern machen.

Die Patientin war bei den Punkten 1 und 2 sehr konzentriert, stark angespannt und gab SUD-Werte von 7 und 8 an. Beim Betreten des Balkons stieg der Wert auf 9, bei Punkt 4 auf 10 und sie begann bitterlich zu weinen. Unter Tränen sagte sie, dass sie im Moment alles wiedererlebe und alle Bilder von damals sehe. Die weitere Aufgabe bestand darin, dort so lange allein zu stehen, bis sie sich deutlich beruhigt hatte. Nach ca. 20 Minuten gab sie dem Therapeuten das verabredete Zeichen. Sie war habituiert auf einen Wert von 3. Die gleiche Aufgabe bewältigte sie unten auf der Stelle, wo ihr Sohn gelegen hatte. Bei einem zweiten Durchgang auf dem Balkon stand sie ruhig am Geländer und nahm sich noch einmal 15 Minuten Zeit. In der Auswertung gab sie an, ihr Wert sei auf 0 gesunken. Sie fragte den Therapeuten, ob er auch den Schwarm Tauben bemerkt hätte, der vorbeiflog, als sie am Geländer stand. Das sei für sie ein Zeichen des Friedens gewesen, dass sie jetzt auch Frieden in ihrer Seele zulassen könne. An der Stelle am Boden habe sie sich nach dem Erreichen der Entspannung ihrem Sohn sehr nahe gefühlt. Und ihr sei dort die Idee gekommen, die neuen Mieter zu fragen, ob sie dort in Erinnerung an ihren Sohn einen Stein mit einem aufgemalten Regenbogen hinstellen dürfe. Es sei natürlich nach wie vor alles sehr traurig, und der Verlust ihres Sohnes sei furchtbar, aber sie empfinde ihre Trauer als etwas Ruhiges und Gutes und sie fühle sich nicht mehr so zerrissen.

**Beispiel einer Exposition in vivo bei komplexem Trauma**

Bei Typ-II-Traumata geht es in der Regel um weit zurückliegende Ereignisse, besonders sexuellen Missbrauch in der Kindheit. In vielen Fällen ist es nicht möglich, den Ort aufzusuchen, an dem der Missbrauch stattgefunden hatte, sei es, dass es das Haus gar nicht mehr gibt, sei es, dass der Täter noch in diesem Haus wohnt oder dass dort jetzt Leute wohnen, die die Patientin nicht mit dem Thema konfrontieren möchte. Trotzdem ist es in der Regel sinnvoll und hilfreich, die Patientin zumindest mit dem Anblick des Hauses von draußen zu konfrontieren. Vor dem Haus zu stehen, die Erinnerungen kommen zu lassen und langsam die Habituation zu spüren, ist für viele Patientinnen ein bewegender und letztlich heilsamer Akt, bei dem sie sich ihrer eigenen Stärke bewusst werden.

Das Vorgehen ist dann genauso, wie beim Beispiel einer Typ-I-Traumatisierung beschrieben.

### 5.6.6 Relevanz der Exposition in vivo – persönliche Einschätzung

Viele Therapeutinnen scheuen sich vor dem Aufwand, eine Exposition in vivo vorzubereiten und durchzuführen. Das ist in meinen Augen sehr bedauerlich, weil ich (GP) diesen Schritt zum Abschluss der Traumatherapie für sehr wichtig und wertvoll erachte. In der Tat ist einiges an Organisation notwendig, um Expositionen vor Ort durchzuführen und verantwortliche Personen dafür zu gewinnen, das Vorhaben zu unterstützen.

Die im Beispiel der Mutter gemachte positive Erfahrung, dafür in die Wohnung bei fremden Mietern gehen zu dürfen, machte ich übrigens in nahezu allen Anfragen, ob eine Exposition durchgeführt werden könne. Betriebe, in denen ein Unfall geschehen war, stellten ganze Betriebsabläufe still, um einem verunfallten Angestellten die notwendige Ruhe zu ermöglichen. Die Deutsche Bahn war äußerst kooperativ, um die Exposition von Betroffenen an der Unfallstelle in Eschede zu ermöglichen, Schul- und Gefängnisdirektoren halfen bereitwillig und waren dankbar, dass ich ihre Mitarbeiter unterstützte, ihr Trauma zu überwinden. Es gibt viele weitere solcher Beispiele.

Mit den Patientinnen an den Ort zu gehen, an dem die Traumatisierung stattgefunden hat, ist für die Patientin wie auch die Therapeutin immer hoch emotional und hinterlässt bleibende Erinnerungen. Wenn ich an weit zurückliegende Therapien denke, kommen mir vor allen Dingen die Bilder der Exposition in vivo in den Sinn. Ich bin sicher, dass es vielen Patientinnen genauso geht.

Die Mehrzahl der Patientinnen hat Angst oder zumindest ein deutliches Unbehagen bei der Vorstellung, sich mit dem Ort zu konfrontieren, an dem das schreckliche Erlebnis stattgefunden hat. Besonders wenn sie es lange Zeit vermieden haben, an dieser Stelle zu sein. Das betrifft z. B. häufig Autofahrerinnen, die Umwege in Kauf nehmen, um nicht an der Unfallstelle vorbeizukommen. Es lohnt sich aber in jedem Fall, sie davon zu überzeugen, dass es hilfreich ist, diesen Schritt noch zu gehen. Oft sind auch magische Gedanken beteiligt, der Ort sei gefährlich oder es könne dort wieder etwas Schlimmes passieren. Ich erkläre den Patientinnen die Notwendigkeit mit dem Beispiel eines großen Korbes mit schönen gesunden Äpfeln, in dem sich ein fauler Apfel befindet, der dann alle anderen Äpfel ansteckt.

Man könnte meinen, dass nach den Schritten KTE, Exposition in sensu und EMDR die Traumafolgestörung der Patientinnen ausreichend behandelt seien und dieser Schritt nicht mehr nötig wäre. Auch wenn die Therapie in allen diesen Schritten erfolgreich war, ist es immer wieder beeindruckend zu sehen, wie intensiv die Emotionen an dem Ort des Geschehens sind. Die Patientinnen berichten mir in nachträglichen Auswertungen immer wieder, dass sie einen starken inneren Kampf kämpfen und sich überwinden mussten. Danach sind sie stolz, es geschafft zu haben, aber häufig stellt sich auch eine Traurigkeit danach ein. Wie bereits oben besprochen, ist es mir hier wichtig, ihnen zu sagen, dass es angemessen ist, traurig zu sein, dass es passiert ist, und dass es gut ist, dass sie sich ihre Trauer ruhig und ohne Traumasymptomatik anschauen und spüren können.

Ich habe einige Male festgestellt, dass auch ich in einer Art magischem Denken bei der Durchführung der Exposition war und mir blitzartig der Gedanke einschoss, es könne etwas Schlimmes passieren.

**Beispiel 1**

Der schon vorgestellte Autofahrer hatte früh morgens einen Zeitungsausträger, der unachtsam die Straße überquerte, überfahren und tödlich verletzt. Er hatte eine PTBS mit starken Schuldgefühlen und eine komorbide Depression, die sich durch die bis dahin gelaufene Therapie deutlich gebessert hatte. Während der Exposition hatte der Patient unter anderem die Aufgabe, auf dem Bürgersteig an der Stelle zu stehen, wo er den Zeitungsausträger überfahren hatte, und sich anzuschauen, wie ich mit seinem roten Auto dort vorbeifuhr. Als ich kurz vor ihm war, kam mir blitzartig der Gedanke: „Was, wenn er mir jetzt vor das Auto springt?"

**Beispiel 2**

Mit einer Mutter, deren Sohn sich suizidiert hatte, indem er sich von einer hohen Brücke gestürzt hatte, stand ich auf besagter Brücke. Obwohl die Suizidalität der Patientin genau abgeklärt war, kam mir plötzlich der Gedanke: „Und wenn sie sich jetzt auch da herunterstürzt?"

Ich habe solche Gedanken auch von Kolleginnen gehört, deren Traumatherapien ich supervidiert habe. Offensichtlich gehört so etwas zum Thema Trauma dazu, und es ist gut, darauf vorbereitet zu sein und sich nicht davon verunsichern zu lassen. Vollkommen klar, wie bereits zuvor erwähnt, muss natürlich sein, dass man als Therapeutin die Patientinnen nur in objektiv ungefährliche Situationen begleitet.

Für die Patientinnen gibt das Erleben der Habituation an der Stelle, wo es passiert ist, ein deutliches Gefühl der Stärke und die Gewissheit, das Trauma besiegt zu haben. Ich mache an dieser Stelle immer, wie schon erwähnt, ein Foto von der Patientin und überreiche es als das „Siegerfoto".

Besonders beeindruckend fand ich oft, dass viele Patientinnen nach erfolgreicher Habituation die Fähigkeit hatten, Einzelheiten am Ort des Geschehens zu sehen, die ihnen halfen, zu verstehen, was passiert war, oder die ihnen sogar Trost gaben. Im Beispiel der Mutter, deren Sohn vom Balkon gestürzt und verstorben war, waren es die vorbeifliegenden Tauben und die Idee eines Steins mit Regenbogen. Eine Gruppe von Betroffenen der ICE-Katastrophe, die dabei einen Angehörigen verloren hatten, fuhren mit mir und einer Therapeutin für die Exposition an die Stelle in Eschede, wo der Zug entgleist war. Nach vielen Tränen und langer Zeit für die Habituation führten sie ein vorher verabredetes Ritual durch. Jede Teilnehmerin hatte einen Brief an ihren oder ihre Verstorbenen geschrieben und ließ diesen mit einem Gasluftballon in die Höhe steigen. So schwer der ganze Tag gewesen war, mit den Herausforderungen der Fahrt in einem ICE, dem sich Nähern und dem Verweilen an der Unglücksstelle und den vielen traurigen Gedanken an die Bilder des Unglücks, am Schluss gab es nur positive Rückmeldungen. Alle waren stolz auf sich, diesen wichtigen Schritt geschafft zu haben und nun mehr Ruhe empfinden zu können. Eine Teilnehmerin formulierte: „Als wir die Ballons steigen ließen, war es ein Glücksgefühl."

Nach solchen Rückmeldungen hat man immer die Gewissheit, dass sich der Aufwand wirklich gelohnt hat.

## 5.7 Phase 7: Nachbesprechung, Traumaintegration und Follow-up

### 5.7.1 Nachbesprechung

In der Nachbesprechungsphase klärt die Therapeutin bei einem Typ-I-Trauma mit der Patientin, wie weit sich deren Zustand inzwischen verbessert hat, ob sie ihr vor der Traumatisierung bestehendes Funktionslevel wieder erreicht hat (siehe Phase 2, Abb. 5.2) oder ob noch Probleme bestehen. Werden von der Patientin Restprobleme benannt, ist gemeinsam zu entscheiden, welche der Therapiebausteine zu ihrer Lösung am besten geeignet sind. Die Patientinnen können als Expertinnen in eigener Sache angesprochen werden, da sie oft sehr gut selbst beurteilen können, mit welcher Methode (KTE, Exposition in sensu, EMDR oder Exposition in vivo) sie in der noch zu leistenden Traumabewältigung am erfolgreichsten sein können.

Bei komplex traumatisierten Patientinnen geht es oft darum, die in diesem Teil der mehrfachen Intervallbehandlungen erreichten Ziele zu besprechen und das

Ausmaß der erreichten radikalen Akzeptanz zu benennen. Wichtig ist hierbei, dass die Patientinnen es verstehen, dass radikale Akzeptanz in der Regel kein statischer, sondern ein dynamischer Zustand ist. Sich immer wieder auf den Weg dahin zu begeben, ist das Ziel. Wird ein weiterer Behandlungsabschnitt geplant, sollen die Inhalte und Ziele dafür an dieser Stelle besprochen werden.

Zur Objektivierung der erreichten Therapieerfolge werden wiederum die im Kapitel „5.1.3 Diagnostik“ genannten Selbstbeurteilungsverfahren (IES-R, PDS, ETI oder ITQ) eingesetzt und mit der Eingangsdiagnostik verglichen. Für eine Ergebnisevaluation kann die „Treatment Outcome PTSD Scale“ (TOP-8, Connor & Davidson, 1999) verwendet werden.

Zur Überprüfung des Therapieerfolgs sind die sieben Kriterien der Genesung nach Gschwend (2011) sehr hilfreich:

1) Physiologische Reaktionen sind im überschaubaren Rahmen.
2) Die Patientin kann Gefühle ertragen, die mit der traumatischen Erfahrung verbunden sind, ohne sie auszublenden (keine Dissoziationen mehr).
3) Die Patientin kann die Geschichte des Traumas zusammenhängend erzählen.
4) Sie hat die Erinnerungen unter Kontrolle (keine Flashbacks mehr).
5) Ihr beschädigtes Selbstwertgefühl ist wiederhergestellt.
6) Sie hat wichtige Beziehungen und Aktivitäten wieder aufgenommen.
7) Sie kann das Trauma in ein neu aufgebautes eigenes Wertesystem integrieren.

Diese Kriterien können gemeinsam mit der Patientin besprochen werden, um zu bewerten, worin der Erfolg der Therapie besteht bzw. an welchen Themen noch gearbeitet werden muss.

Die Therapeutin weist die Patientin darauf hin, dass sie bei eventuell später auftretenden Symptomen auf die erlernten Bewältigungsmechanismen (Selbstkonfrontation, Entspannung, Tagebuch, Gespräche mit Personen des Vertrauens) zurückgreifen soll. Sie soll Probleme schriftlich festhalten und zu der vereinbarten Follow-up-Sitzung mitbringen.

### 5.7.2 Traumaintegration und Follow-up

6 bis 8 Wochen und 3 bis 4 Monate nach Behandlungsende finden Kontrolltermine statt. Dabei können die Patientinnen genaue Auskunft darüber geben, wie sie in ihrem Alltag, bei der Arbeit, in der Freizeit und in der Familie mit der traumatischen Erfahrung leben können. Die Gespräche drehen sich oft um das Thema der Traumaintegration und der Sinnfindung. Viele Traumatisierte suchen nach einem Sinn, den die traumatische Erfahrung in ihrem Leben gehabt haben könnte. Sie

versuchen, aus dem schmerzvoll Erlebten konstruktive Schlüsse für ein sinnvolleres Leben zu ziehen. Auch spirituelle Fragen werden oft angesprochen. Diesen Themen muss sich die Therapeutin stellen und gemeinsam mit der Patientin nach Lösungen suchen, ohne ihre eigenen Wertvorstellungen auf die Betroffenen zu übertragen. In der Planung des Therapiekontingents soll genügend Zeit für diese Phase eingeplant werden. Bei konkreten Problemen, die sich in der Zwischenzeit ergeben haben, ist es wiederum möglich, die Methoden der Phasen 3 bis 6 des SBK einzusetzen. Im Allgemeinen ist mit Foa und Rothbaum (2003) festzustellen, dass im Hinblick auf die PTBS-Symptome bei der Katamnese häufig hervorragende Ergebnisse erreicht werden, da sich die mit konfrontativen Methoden therapierten Patientinnen immer wieder selbst mit oft sehr ausgefeilten und kreativen Methoden konfrontieren und somit eine stetige Verbesserung nach Therapieende erreichen.

Die Selbstkonfrontation wird deutlich am Beispiel des schon erwähnten Autofahrers, der ohne eigenes Verschulden einen Zeitungsausträger tödlich verletzte. Er litt an extremen Flashbacks, starker innerer Unruhe, Schlafstörungen und ausgeprägtem Vermeidungsverhalten in allen Situationen im Straßenverkehr. Bei der Exposition in vivo am Unfallort wurden Fotos von ihm gemacht, wie er dort stand und eine Habituation erreichte. In einer Follow-up-Sitzung nach seinen Schlafstörungen gefragt, antwortete er, jedes Mal, wenn er nicht schlafen könne, was nicht mehr sehr oft vorkomme, stehe er auf, lege die Bilder der Exposition vor sich, lese sein Traumadrehbuch noch einmal laut, zünde sich eine Zigarette an und bleibe so lange vor den Bildern sitzen, „bis es wieder gut ist“. Dann packe er die Bilder wieder in den Schrank, schließe diesen ab und lege sich wieder schlafen.

Oft bestehen Follow-up-Sitzungen darin, mit den Patientinnen ihre von ihnen selbst durchgeführten Eigentherapien zu besprechen und dazu eventuell korrigierende Hinweise zu geben.

# 6 Online-Therapie mit dem SBK

In Kollegenkreisen ist die Mehrheit der Meinung, dass Traumatherapie, vor allem die Expositionsmethoden und das EMDR, nur in Face-to-face-Terminen durchführbar ist. Ich selbst (GP) konnte mir Online-Therapie mit dem SBK lange Zeit nicht vorstellen. Doch aufgrund der Corona-Pandemie 2020 waren wir gezwungen, schnelle Anwendungsmöglichkeiten für die Online-Therapie zu untersuchen und auszuprobieren, und unsere ersten Erfahrungen mit dieser Vorgehensweise sind durchaus vielversprechend. Die Durchführung der einzelnen Stufen des SBK ist wie folgt möglich:

**1. Exploration, Diagnostik und Stabilisierung:** Die Exploration des Traumas, die Diagnostik sowie die Stabilisierung sind ohne Probleme in Video-Sitzungen durchzuführen.

**2. Vermittlung des Therapierationals:** Durch die Möglichkeit verschiedener Dienstanbieter für Online-Therapie, Zeichnungen und Schaubilder online zu erstellen und mit der Patientin zu teilen, ist die Vermittlung des Therapierationals sowohl für Patientinnen mit Trauma Typ-I (Modell Sackgasse) als auch für komplex Traumatisierte ebenfalls ohne Probleme durchführbar.

**3. Kontrollierte Traumaexposition:** Die kontrollierte Traumaexposition ist bei der frontalen Sitzposition vor dem Bildschirm nicht optimal. Im direkten Kontakt bevorzugen wir die V-Sitzposition, damit die Patientin die Therapeutin nicht direkt anschauen muss. Vor dem Bildschirm sieht die Patientin immer frontal in das Gesicht der Therapeutin und durch den Bildschirm ist sie ihr näher als in einer normalen Therapie. Entschärfter ist diese Situation, wenn die Therapeutin sich weiter wegsetzt von der eigenen Kamera und eventuell einen Kopfhörer oder Nackenlautsprecher mit Mikrofon trägt, damit sie die Patientin trotz Abstand gut versteht. Es ist auch möglich, der Patientin vorzuschlagen, sich seitlich zum Bildschirm zu setzen. Aus dieser Sitzposition kann sie selbst entscheiden, wann sie die

Therapeutin direkt anschauen möchte und wann sie ihren Blick lieber auf eine Wand oder in die Ferne richten möchte.

Für manche Patientinnen mag es gar kein Problem sein, die Therapeutin auf dem Bildschirm anzuschauen, da die Technik eine gewisse Distanz schafft.

Ich habe einmal einen Kameramann gefragt, der dauernd in Krisengebiete flog, um die Betroffenen nach Erdbeben, Amokläufen und schweren Unglücken zu filmen, wie er es schaffe, mit diesem unermesslichen Elend und Leid persönlich umzugehen. Er antwortete mir, dass das Objektiv seiner Kamera sein Schutz sei. Wenn er die leidenden Menschen dadurch betrachte, fühle er eine Distanz zwischen sich und ihnen, und es belaste ihn emotional deutlich weniger. Vielleicht liegt hier sogar eine Chance der Online-Therapie für die psychotherapeutische Arbeit mit Patientinnen, die unter starken Scham- und Schuldgefühlen leiden, sich schwer öffnen können und die direkte Nähe zur Therapeutin kaum ertragen können. Auch für Therapeutinnen könnte diese Art der Distanzierung bei besonders schlimmen Traumaschilderungen eine Hilfe darstellen.

**4. Exposition in sensu:** Das Traumadrehbuch kann in einer Sitzung im digitalen Beisein der Therapeutin erstellt werden und die Hotspots können gemeinsam definiert werden. Wenn die Patientinnen wirklich stabil sind, ist auch ein Schreiben des Traumadrehbuchs als Hausaufgabe denkbar. Dabei sollte aber zur Kontrolle unbedingt ein Video- oder Telefontermin kurz nach der Fertigstellung des Berichts vereinbart werden. In diesem kann die Therapeutin sich davon überzeugen, ob die Patientin es geschafft hat, den Traumabericht ohne emotionale Überflutung zu verfassen. Außerdem kann die Therapeutin noch einmal darauf hinweisen, dass die Patientin den Bericht bis zur nächsten Sitzung weglegen soll, und zum Abschluss kann man eine Distanzierungsübung durchführen.

Die Patientin muss den Bericht der Therapeutin anschließend zukommen lassen. Das gegenseitige Vorlesen und die Bewertung der Hotspots geht gut über Video.

**5. EMDR:** Die größte Herausforderung in der Online-Therapie sind die EMDR-Sitzungen. Durch Handbewegungen der Therapeutin ausgelöste Augenbewegung sind am Bildschirm nicht durchführbar. Als Alternative haben wir erste gute Erfahrungen mit bilateralen auditiven Stimuli gemacht. Beispiele gibt es unter folgenden Links:

- https://www.youtube.com/watch?v=3AAH7vINhmQ
- https://www.youtube.com/watch?v=6kzJsC446KQ

Es gibt auch die Verbindung eines Tons mit einem von links nach rechts wandernden grünen Punkt auf dem Bildschirm unter:

- https://www.youtube.com/watch?v=DALbwI7m1vM

Besonders geeignet sind Musikstücke, die im Hintergrund laufen und bei denen dann immer wieder ein Ton, z.B. einen Glockenton („Ding – Dong") auf dem linken und rechten Kanal abwechselnd ertönt. Patientinnen laden sich diese Stücke auf ihr Smartphone und benötigen einen (Bluetooth-)Kopfhörer. Die Therapeutin erarbeitet das Standardprotokoll wie immer und gibt statt der Finger- bzw. Augenbewegungen die Kommandos zum Start und Ende der Musik. Diese müssen zusätzlich mit Handzeichen erfolgen, da die Patientin ja den Kopfhörer aufhat. Die bilaterale Stimulation kann man verstärken, indem man die Patientin auffordert, sich im Takt zu wiegen oder sich selbst auf die Knie zu tappen oder mit verschränkten Armen die Oberarme zu tappen (sog. „Butterfly-Hugs"). Man sollte Musikstücke mit verschiedenem Takttempo einsetzen. Bei der Bearbeitung traumatischer Erlebnisse mit schrecklichen Bildern, starken Emotionen und Körperreaktionen sind Stücke mit schnellem Tempo indiziert. Wenn die Habituation eingetreten ist, sollen bei der Installation der positiven Kognition langsamere Stücke eingesetzt werden. Auch Entspannungsmusik zur Verstärkung von positiven Bildern ist mit selbst durchgeführten „Butterfly-Hugs" sehr wirkungsvoll.

Als Therapeutin nimmt man fast genauso viele kleine Anzeichen von emotionalen Reaktionen der Patientinnen am Bildschirm wahr wie in Face-to-face-Sitzungen, wie z.B. Mikroveränderungen in der Mimik oder Veränderungen der Atemfrequenz. Diese sind ja im EMDR von großer Bedeutung für die Einschätzung der Belastung und der emotionalen Beteiligung der Patientinnen.

Mit dem so eingesetzten Vorgehen gibt es, abgesehen von der Sicherheit durch die physische Präsenz der Therapeutin, kaum Nachteile einer online stattfindenden Video-EMDR-Behandlung gegenüber einer Live-EMDR-Sitzung.

**6. Exposition in vivo:** Exposition in vivo ist online nicht durchführbar. Es ist nicht zu empfehlen, Patientinnen Instruktionen zu geben und sie aufzufordern, die relevanten Orte selbst aufzusuchen. Die Gefahr, von sehr starken Emotionen überflutet zu werden und überfordert zu sein, ist zu groß. Wie oben bereits dargelegt, kommen auch bei Personen, von denen man vermutet, sie seien wirklich stabil und haben ihre Traumafolgestörung erfolgreich bearbeitet, bei der In-vivo-Exposition häufig sie selbst überraschende Emotionsausbrüche vor; hier ist es sinnvoll, dass sie in therapeutischer Begleitung sind.

Trotzdem sollte nicht auf eine In-vivo-Exposition verzichtet werden, wenn sie online nicht durchführbar ist. Wenn eben möglich, sollte man sie auf den Zeitpunkt verschieben, an dem es organisatorisch möglich ist. Auch wenn viel Zeit vergangen ist, kann man sie immer noch gewinnbringend für die Patientinnen durchführen. In einem solchen Fall sollte man die bis zu diesem Punkt erfolgte Therapie auswerten und verabreden, dass man die Exposition in vivo nachholen wird, sobald dies möglich ist.

**7. Nachbesprechung, Traumaintegration und Follow-up:** Auch diese Punkte sind problemlos online durchführbar.

# 7 Psychohygiene für Traumatherapeutinnen

## 7.1 Selbstreflexion und Kolleginennetzwerk

Es gibt kaum eine andere psychische Störung, die bei den Therapeutinnen so starke Eigenbeteiligung auslöst wie die posttraumatische Belastungsstörung. Seien es Mitleid, Wut, Ärger, Ekel oder die Konfrontation mit der Erinnerung an eigene leidvolle Lebenserfahrungen – fast immer werden derartige Gefühle bei den Therapeutinnen angesprochen. Therapeutinnen, die nicht aktiv und bewusst damit umgehen, unterliegen der großen Gefahr, darunter langfristig zu leiden. Sie können eigenes Vermeidungsverhalten entwickeln, z. B. bei den Patientinnen nicht mehr so genau nachfragen, wie es sein müsste, emotional ausbrennen und sogar Krankheiten entwickeln, wie z. B. die sekundäre posttraumatische Belastungsstörung (SPTBS, siehe Figley, 2002).

Bei unreflektiertem Umgang mit dieser Tatsache besteht die Gefahr, dass sich die Richtung der Therapie negativ verändert und man den Patientinnen nicht mehr gerecht wird. Es ist für jede Traumatherapie unumgänglich, die durch die Schilderung der Patientinnen entstehenden eigenen Gedanken und Gefühle besser wahrzunehmen und sich ihrer bewusst zu werden.

Kernfragen, die sich jede Traumatherapeutin nach jeder Stunde stellen muss, lauten:

- Wie ging es mir selbst in der vergangenen Stunde?
- Welche Gefühle wurden in mir ausgelöst?
- Wie ging es mir körperlich?
- Fühle ich mich überfordert und zu sehr angestrengt?
- Wie ist meine Einstellung zur Patientin?
- Erinnert mich ihr Bericht an andere Patientinnen?
- Erinnert mich ihr Bericht an eigene belastende oder schmerzhafte Erlebnisse?

- Welche „Lösungsmöglichkeiten" für die Probleme der Patientin haben sich mir spontan aufgedrängt?
- Wie denke ich über die Täter und welche Impulse spüre ich ihnen gegenüber?

Es ist hilfreich, sich nach jeder Stunde etwas Zeit zu nehmen und möglichst ein paar Stichworte zu diesen Fragen zu notieren. Diese kann man dann mit in die Supervision nehmen, die vor allem für junge, noch nicht so erfahrene Therapeutinnen zu fordern, aber auch für erfahrene Therapeutinnen dringend zu empfehlen ist.

Weiterhin ist es empfehlenswert, sich im Laufe der Zeit ein Netzwerk von im gleichen Feld arbeitenden Kolleginnen aufzubauen, mit denen man in Qualitätszirkeln oder Intervisionsgruppen seine Eigenbeteiligung reflektieren und sich Rückmeldungen zum eigenen therapeutischen Vorgehen geben lassen kann. Auch die Möglichkeit, sich in einem Kreis von Kolleginnen gegenseitig unkompliziert und kurzfristig telefonisch zu kontaktieren und so emotionalen Druck abzuladen, ist ratsam.

## 7.2 Psychohygiene-Übungen

Im Folgenden seien einige Psychohygiene-Übungen genannt, die sich in meiner über 30-jährigen traumatherapeutischen Arbeit bewährt und mich gesund gehalten haben (GP).

**1. Tür bewusst zu machen und abschließen:** Zum Ende eines intensiven Tages mit Traumatherapie sollte man sich einige Minuten Zeit nehmen, um die Tür zum Therapieraum sehr bewusst, achtsam und langsam zuzumachen und je nach Möglichkeit mit dem Schlüssel abzuschließen. Dabei kann man sich sagen: „Alles, was ich an schrecklichen Dingen heute gehört habe, lasse ich jetzt in diesem Raum zurück. Wenn ich morgen wieder hierhinkomme, kann ich weiter darüber nachdenken. Jetzt gehe ich zu meinem Mann/meiner Frau, meinen Kindern, in mein Zuhause. Das Elend bleibt hier!"

**2. Achtsamkeitsübung:** Zum befreiten Übergang in das Privatleben eignen sich viele Achtsamkeitsübungen, ganz besonders die einfach zu erlernende und relativ schnell durchführbare 5-4-3-2-1-Übung (siehe Kap. 5.1.3.2). Man fühlt sich danach wieder geerdet und im Hier und Jetzt angekommen.

**3. Nicht dem Partner/der Partnerin erzählen:** Inhalte und eigene Reaktionen sollten nicht mit dem Partner oder der Partnerin besprochen werden. Es ist viel schwerer, irgendwann abzuschalten, wenn man anfängt, auch zuhause darüber zu reden, was man an belastenden Traumaschilderungen aufgenommen hat. Außerdem ist es für die Partnerin oder den Partner oft eine Überforderung, sich diese Inhalte anzuhören und damit adäquat umzugehen.

**4. Eigene Grenzen beachten:** Die eigenen Grenzen der Kapazität zu erkennen, um anderen Menschen helfen zu können, ist eine absolut notwendige Grundlage, auf der langfristige Hilfe von Therapeutinnen für Traumatisierte basiert. Dafür sei hier eine Meditation näher beschrieben:

**5. Schale der Liebe:** Bernhard von Clairvaux (1090–1153), ein Abt aus dem Mittelalter, Kreuzzugsprediger, Kirchenlehrer und frühscholastischer Mystiker, sagt: „Wenn du vernünftig bist, erweise dich als Schale und nicht als Kanal, der fast gleichzeitig empfängt und weitergibt, während jene wartet, bis sie erfüllt ist. Auf diese Weise gibt sie das, was bei ihr überfließt, ohne eigenen Schaden weiter. [...] Lerne auch du, nur aus der Fülle auszugießen, und habe nicht den Wunsch, freigiebiger zu sein als Gott. Die Schale ahmt die Quelle nach. Erst wenn sie mit Wasser gesättigt ist, strömt sie zum Fluss, wird zur See. Die Schale schämt sich nicht, nicht überströmender zu sein als die Quelle. [...] Ich möchte nicht reich werden, wenn du dabei leer wirst. Wenn du nämlich mit dir selbst schlecht umgehst, wem bist du dann gut? Wenn du kannst, hilf mir aus deiner Fülle, wenn nicht, schone dich."

Eine therapeutische Grundhaltung, die sich die Begrenztheit der eigenen Fähigkeiten, heilen zu können, bewusst macht, kann sehr entlastend für die Therapeutinnen sein und gibt einen wirksamen Schutz, nicht ins Burn-out zu gelangen.

**6. Hohler Knochen:** Eine alte indianische Weisheit wird vom Medizinmann Black Elk beschrieben: „Ich heilte mit der Kraft, die durch mich hindurchfloss. Freilich war nicht ich es, der heilte, sondern es war die Kraft der uns umgebenden jenseitigen Welt. Die Visionen und Zeremonien hatten aus mir lediglich so etwas wie eine Öffnung gemacht, durch welche die Kraft zu den Zweibeinern gelangen konnte. Hätte ich geglaubt, dass ich aus mir selbst heilen und wirken würde, so hätte sich die Öffnung geschlossen, und die Kraft wäre ausgeblieben. Was auch immer ich hätte beginnen wollen, wäre Torheit gewesen." (Mails, 1999, S. 36)

Auf folgende Weise ist dieser Gedanke für Traumatherapeutinnen einsetzbar:

Vorbereitung zur Entspannung und Aufmerksamkeitssteigerung: Hole siebenmal tief Luft mit geschlossenen Augen und stelle dir bildlich vor, dass die Luft durch die Fingerkuppen einströmt, dann in die Brust aufsteigt, kurz angehalten und dann wieder losgelassen wird und sie dann beim Ausatmen durch den Rücken, durch die Beine und Füße fließt, bis sie aus den Zehen austritt.

Imagination: „Stelle Dir vor, wie Du in Deinem Inneren zu einem ‚hohlen Knochen' wirst. Beachte zunächst, welche inneren Stolpersteine im Weg stehen, um zum ‚hohlen Knochen' werden zu können, wie z. B. Eitelkeit, Hochmut usw. Nimm diese Stolpersteine aus Dir heraus. Stelle Dir vor, wie Du in Deinem Inneren einen blanken glatten hohlen Knochen siehst. Konzentriere Dich dann auf alle guten Kräfte und Mächte (z. B. Natur, Gott, wie immer Du ihn Dir vorstellst) und bitte darum, dass sie durch dich hindurchfließen. [...] Dass Du diese guten Kräfte durch deine Worte, Deine Hände, Deine Gesten, Deine Mimik, Deine Handlungen wirksam werden lässt. Bitte die guten Kräfte, in Dir und durch Dich zu wirken. Spüre die Kraft, die diese Vorstellung erweckt." (Mails, 1999, S. 36)

## 7.3 Erfahrungen von Therapeutinnen

Auf verschiedenen Fortbildungsveranstaltungen und Tagungen habe ich (GP) ärztliche und psychologische Therapeutinnen und andere psychotherapeutisch tätige Personen (N=54) gebeten, anonym in Fragebögen Angaben zu machen über die erlebten Belastungen durch Traumaschilderungen ihrer Patientinnen sowie deren Umgang damit. Im Folgenden seien sechs der von ihnen am häufigsten genannten Psychohygiene-Strategien aufgeführt mit jeweils einer Beispielaussage.

**1. Laufen:** „Den Gedanken an belastende Therapieerfahrungen, die beim Laufen auftauchen, gebe ich kurze Zeit Raum, dann ‚verschwinden' sie hinter der körperlichen Anstrengung, werden aufgenommen in den Atemrhythmus, ein- und ausgeatmet. Laufen führt zum ‚Leer-Werden'."

**2. Reinigungsrituale:** „Nach der Arbeit zuhause direkt andere Kleidung anziehen, in belastenden Situationen ‚Dekontaminationsdusche'. Danach Bewegung draußen, ‚innere Reinigung', Durchatmen und zur Ruhe kommen."

**3. Musik machen:** „Beim aktiven Musizieren bekomme ich immer den Kopf frei, strukturiere mich innerlich ‚neu' und habe anschließend wieder Klarheit und/oder Distanz. Für mich oft überraschend ist die dabei produzierte Musik, die oft sehr expressiv und ausdrucksvoll klingt, scheinbar im Gegensatz zu meiner eigenen wortlosen, schweigenden Betroffenheit."

**4. Abgrenzung:** „Ich grenze mich von meinen Patientinnen ab, indem ich mir klarmache, dass es sich um ihr Leben handelt, ihre Lebensaufgaben, auch im spirituellen Sinn. Ich dagegen bemühe mich darum, mein Leben auf zufriedene Art zu gestalten.

Tanzen nach lauter Musik (melodisch), anschließende ‚Kuschelimagination'.

Tanzen und dabei Wegschütteln der Arme (Befreiung) und kreisende Beckenbewegung (zu meiner Mitte finden), Kuschelimagination (meist im Liegen oder bequemen Sitzen): liebevolle Mutter, braucht keine konkrete Gestalt, streicht mir über die Arme und spricht mit warmer, lachender Stimme: ‚Bist mein kleines Mädchen, alles ist gut, du bewährst dich gut in deiner Welt'."

**5. Meditation:** „Alles folgt einer größeren Logik, in der meine Patienten und ich den jeweiligen Platz haben. Meditativ befasse ich mich immer wieder (bei Bedarf oft) mit meiner Verantwortung an meiner Stelle, wovon ausgehend ich Schönes, Funktionierendes und Wohltuendes erkennen kann."

Diese Strategien sind sehr persönlich von Kolleginnen formuliert, die Aufstellung erhebt keinesfalls den Anspruch, vollständig zu sein oder für jeden etwas zu bieten. Vielleicht sind sie eine Anregung, das Thema „aktive Psychohygiene" ernst zu nehmen und auch eigene Strategien zu entwickeln.

# 8 Fallbeispiele

## 8.1 Fallbericht zur Traumatherapie nach dem SBK bei Typ-I-Trauma

Traumaereignis: Bungalowbrand, bei dem ein Familienvater seine Frau und seinen 12-jährigen Sohn verliert
Therapeutin: Frau Dipl.-Psych. Susanne Deimling, Psychologische Psychotherapeutin, im SBK ausgebildet, Supervisandin von Dr. Pieper

### Phase 1: Exploration, Diagnostik und Stabilisierung

**Exploration:** Der Patient stellt sich auf Anraten des Krankenhausseelsorgers im Unfallkrankenhaus in der ambulanten Praxis vor. Er habe durch einen Bungalowbrand vor 17 Monaten seine Frau und seinen 12-jährigen Sohn verloren. Aus bisher unerklärlichen Gründen sei es am späten Abend auf dem Ferienbungalow zu einer Explosion mit anschließendem Brand gekommen, als er mit seiner Familie dort das Wochenende verbracht habe. Sein 5-jähriger Sohn konnte sich erfolgreich aus den Flammen retten. Dabei erlitt er jedoch Verbrennungen höchsten Grades und musste lange im Krankenhaus und in einer Reha behandelt werden. Auch heute noch sei die Versorgung der Wunden sehr zeitaufwändig.

Zunächst sei Herr L. für 14 Tage in der Psychiatrie gewesen, da er – als einzig gesunder Überlebender – alles nur wie durch einen Schleier erlebt und neben sich gestanden habe. Heute quälen ihn die ständige Frage nach dem Warum und das Schuldgefühl, seine Frau und seinen 12-jährigen Sohn nicht gerettet zu haben. Auch hatte er keine Gelegenheit, sich von seiner Frau im Krankenhaus zu verabschieden, als sie noch gelebt hatte. Der 12-jährige Sohn hatte bereits vor 7 Jahren einen schweren Unfall erlitten, bei dem er unter Lebensgefahr gestanden habe. Erst kurze Zeit vor dem Brandunfall habe er sich körperlich und psychisch rehabilitiert, von dem früheren Unfall jedoch eine geistige Behinderung davongetragen. Für Herrn L. sei es wichtig, für seinen kleinen Sohn da zu sein, was ihm jedoch in Zeiten der tiefen Trauer sehr schwerfalle. Oft habe er das ganze Szenario vor Augen, besonders dann, wenn er durch ein plötzliches Geräusch aufgeschreckt werde. Dann laufe alles ab wie in einem Film. Er könne sich kaum noch konzentrieren und frage sich immer wieder, warum er zuerst gelöscht und nicht seine Familie gerettet habe. Er vermeide es, wieder zu dem Bungalow zu fahren. Sein Schwiegervater habe notdürftig die Brandstelle gesichert. Viele Freunde würden ihn fragen, wie es ihm gehe. Er könne aber mit niemandem über das Ereignis sprechen. Auch wisse er nicht, wie er mit seinem kleinen Sohn umgehen solle.

**Aktuelle soziale Situation:** Der Patient arbeitete mit seiner Frau selbständig als Geschäftsführer in einer Gebäudereinigung. Derzeit hat er Urlaub genommen und ist von der Arbeit befreit. Mit dem Sohn war er im Unfallkrankenhaus und in einer Anschlussheilbehandlung. Momentan hat er sehr viele Termine mit und für den Sohn und muss nun den Betrieb ohne seine Frau weiterführen.

**Psychischer Befund:** Herr L. wirkt in Mimik und Gestik deutlich von Trauer gezeichnet. Die Kontaktgestaltung verläuft anfänglich sehr unsicher und zögerlich, als ob er Angst habe vor einem wertenden Urteil der Therapeutin. Er ist wach, allseits orientiert, seine Konzentration ist vermindert, es besteht formalgedanklich Grübeln, inhaltliches Denken ist eingeengt auf die Frage nach dem Warum, er hat immer wiederkehrende Schuldgefühle, im Affekt ist er deprimiert, hat Gefühle von Unzulänglichkeit und leichte Zukunftsängste, es besteht innere und psychomotorische Unruhe, anamnestisch sind Ich-Störungen (Derealisation und Depersonalisation) festzustellen, es bestehen Intrusionen (visuell, akustisch) und Albträume, sozialer Rückzug, Vermeidungsverhalten bezogen auf das Trauma, Ein- und Durchschlafstörungen, es gibt keinen Anhalt für Suizidalität.

**Diagnostik:** Die Diagnose lautet „F43.1 Posttraumatische Belastungsstörung (PTBS)“. Nach der *ICDL* (für die ICD-10) sind die Kriterien einer posttraumatischen Belastungsstörung (F43.1) erfüllt (Ereigniskriterium, Intrusionen, Vermeidung und Hyperarousal). Andere komorbide Störungsbilder liegen nicht vor. Der Patient zeigt eine gesunde Persönlichkeitsstruktur, es sind keine psychischen Vorerkrankungen oder besondere Vulnerabilitäten bekannt. *SCL-90-R:* GSI=74: erhöhter Beschwerdeindex, mit leicht erhöhten Werten auf den Skalen Somatisierung, Depressivität, Unsicherheit und phobische Angst. *IES-R:* x>0: Hinweis auf PTBS.

**Stabilisierung:** Zum Zeitpunkt des Therapiebeginns imponierten anhaltende Intrusionen, innere und psychomotorische Unruhezustände. Zur Stabilisierung erlernte Herr L. die 5-4-3-2-1-Übung, die Imaginationstechnik „sicherer Ort“ und eine achtsamkeitsbasierte Atemübung.

### Phase 2: Vermittlung des Therapierationals

Zur Vermittlung des siebenstufigen Therapieprogramms wird zunächst dem Patienten die Metapher „Kleiderschrank“ nahegebracht. In der Exploration wird deutlich, dass der Patient nach dem traumatischen Ereignis die Metabotschaft „Das Trauma ist gefährlich, das wirst du nicht schaffen“, verinnerlicht hatte. Somit geht es zunächst darum, Herrn L. das Prinzip der Machbarkeit klarzumachen: „Es ist möglich, ein Trauma zu bearbeiten. Viele Menschen, die Schreckliches erlebt haben, haben es auch überlebt.“ Diese Denkanstöße helfen ihm zu realisieren, dass es sich lohnen kann, Kraft und Mühe aufzuwenden, sich dem Schrecklichen erneut zuzuwenden. Seine Motivation ist es, für seinen 5-jährigen Sohn nun ein guter Vater zu sein, der ihm in seiner eigenen Trauer um die Mutter und den Bruder verstärkt zur Seite stehen kann. Hilfreich zur Vermittlung des Therapierationals ist das Modell Sackgasse des SBK, das der Patient gut annehmen kann.

Dieser Block der Psychoedukation wird beendet mit dem Zitat von Sokrates: „Alles, was wir in Worte gefasst haben, können wir hinter uns lassen.“ Parallel dazu wird auf die zu leistende Trauerarbeit hingewiesen, die damit verbunden ist, die Erinnerung an seine verstorbene Frau und seinen Sohn aufrechtzuerhalten und gemeinsam mit seinem kleinen Sohn zu pflegen.

### Phase 3: kontrollierte Traumaexposition (KTE)

**Faktenebene:** Herr L. hatte mit seiner Familie das Wochenende in seinem Bungalow verbracht. Seine Frau und Kinder waren zu Bett gegangen, als er sich das Endspiel der Champions-League angeschaut hatte. Ermüdet von dem Tag war er vor dem Fernseher eingeschlafen. Plötzlich erwachte er durch einen lauten Knall, schreckte auf und sah an der Terrasse helle Flammen vor dem Fenster aufsteigen.[1] Er sprang auf, lief auf die Flammen zu und hatte sofort die Idee, die-

1 Hier bat ich Herrn L., eine Skizze von den Räumlichkeiten anzufertigen.

se mit dem Gartenschlauch, der sich auf der Rückseite des Bungalows befand, zu löschen.[2]

Er lief hinaus zum Wasseranschluss und fing an zu löschen. Währenddessen schrie er noch ganz laut nach seiner Frau. Doch allmählich überkam ihn das Gefühl, dass hier etwas Schlimmes passiert ist, was er nicht bewältigen kann. Das Feuer hatte sich ganz schnell ausgebreitet. Das Dach fing an zu brennen, alles ging sehr schnell. Er lief auf die andere Seite des Gebäudes an der Terrasse vorbei zum Schlafzimmerfenster und klopfte an das Fenster. Keiner reagierte. Er probierte, mit einem Stein die Scheibe einzuschlagen, hatte aber Angst, die Kinder mit den Scherben zu verletzen. Dann hörte er einen Hilfeschrei und sah zur Terrasse: Er sah seine Frau mit dem kleinen Sohn auf dem Arm und den großen Sohn gänzlich in Flammen stehend. Dieser konnte nicht mehr laufen.[3]

(An dieser Stelle erinnert der Patient nicht mehr genau, wie seine Frau und seine Kinder von der Terrasse heruntergekommen waren. Auch nach mehrmaligen Nachfragen gelingt es nicht, die Lücke zu schließen.)

Ein Nachbar hatte die Feuerwehr gerufen, er kniete an einem Baum und rief laut: „Ich habe doch nichts getan." Seine Frau rief ihm noch zu: „Du hast keine Schuld." Sie saßen bei den Nachbarn und sahen sehr verbrannt aus. Der Nachbar bot allen etwas zu trinken an. Als der Rettungsdienst kam, wurde bei seiner Frau eine Infusionsflasche angelegt. Diese hatte er gehalten. Sein Sohn wurde von einem anderen Rettungsteam versorgt. Alles war sehr laut, durcheinander und hektisch. Die Feuerwehr begann mit den Löscharbeiten. Es waren sehr viele Einsatzkräfte vor Ort. Seine Frau und seine beiden Kinder waren sehr schnell mit einem Krankentransport und einem Hubschrauber abtransportiert worden.

**Symptomebene:** Herr L. hat keine organischen Schäden davongetragen. Er klagt vor allem über eine innere und psychomotorische Unruhe mit Schlafstörungen („Es ist, als ob alles an meiner Haut brennt"). Er wacht oft nachts auf, weil er von dem Szenario geträumt hat. Immer wieder sieht er seine Familie in den Flam-

2 An dieser Stelle des Rapports hielt der Patient inne, war emotional sehr bewegt, Tränen schossen ihm in die Augen und er unterbrach seine Erzählung mit dem Selbstvorwurf: „Hätte ich doch nur meine Frau und meine Kinder geweckt, anstatt zu löschen." Ich führte eine emotionale Schleife durch: Gefühl spiegeln, Verständnis zeigen, darauf hinweisen, dass auf die Gefühle später eingegangen wird, zurück zur Schilderung kommen.

3 Auch an dieser Stelle brechen emotionale Gefühle auf, der Patient weint heftig, schüttelt sich, als wolle er den Anblick loswerden. Emotionale Schleife: empathisches Eingehen auf das Gefühl, Verweisen auf die kognitive Ebene des Rapports, um das Geschehen lückenlos erzählen zu können. Mir selbst wird klar, dass ich ebenso emotional tief bewegt bin, dass ich genauso auf die kognitive Ebene zurück muss wie der Patient. Ich wende eigene Distanzierungstechniken an und mache mir klar, dass ich das aushalten muss, um dem Patienten die Möglichkeit zu geben, sich voll und ganz mit dem Trauma zu konfrontieren und nicht zu vermeiden.

men. Seitdem sei er sehr schreckhaft geworden. Das kleinste Geräusch lasse den Knall und den Film wieder ablaufen. Ständig müsse er darüber nachdenken, warum er seine Familie nicht zuerst gerettet habe. Oft weine er und fühle den Schmerz besonders in der Brust und im Magen. Seine Frau fehle ihm sehr.

**Verhaltensebene:** Seit dem Brand sei er nicht mehr an der Unfallstelle gewesen. Er habe sich von seinen Freunden zurückgezogen, die ständig wissen wollten, wie es ihm gehe. Seine sportlichen Aktivitäten lasse er komplett schleifen, er sehe keinen Sinn darin, etwas für sich zu tun. Er müsse jetzt vor allem für seinen Sohn da sein. Für ihn nehme er sich viel mehr Zeit als früher, weil auch die Wunden zweimal täglich versorgt werden müssen. Das sei jetzt seine Lebensaufgabe: sich um seinen Sohn zu kümmern.

**Bewertungsebene:** Herr L. sieht sich als Versager in einer Situation, die er eigentlich hätte bewältigen müssen. Er könne sich nie verzeihen, seine Familie nicht gerettet zu haben. Er hätte anders handeln müssen (zuerst die Familie retten, dann versuchen zu löschen), weshalb er sich am Tod seiner Frau und seines Sohnes schuldig fühlt.

**Zusammenfassung und individuelles Trauma:** Nachdem wir die Stühle tauschen, lese ich Herrn L. meine Zusammenfassung des Unfallhergangs vor. An der Stelle im Text, an der das Dach anfängt zu brennen, habe ich den Eindruck, dass der Patient leicht dissoziiert. Ich spreche ihn mit seinem Namen an, frage ihn, ob er mir folgt, und wiederhole den Text an der Stelle, wo er ausgestiegen ist. Ergänzungen zum Inhalt hat er nicht. Die Erinnerungslücke bleibt auch nach dem Vorlesen des Textes.

Das Schlimmste für ihn ist die Tatsache, dass er seine Familie nicht gerettet hat, dass er sie im Schlafzimmer zurückgelassen und zuerst versucht hat zu löschen. Ich signalisiere empathisches Verständnis und verweise darauf, dass dieser Punkt ein zentrales Thema in der Therapie und seiner Verarbeitung einnehmen wird.

Nach der KTE empfindet Herr L. Erleichterung und emotionale Entlastung. Er habe bisher noch nie so ausführlich über den Vorfall gesprochen, außer mit der Polizei. Dort sei er mehrmals verhört worden, da zunächst gegen ihn wegen Brandstiftung ermittelt worden sei. Inzwischen seien diese Ermittlungen eingestellt worden, die Brandursache trotz Brandgutachter jedoch ungeklärt, was ihn sehr belaste. Bei den Sitzungen mit mir habe er Verständnis und wertfreie Anteilnahme verspürt, die ihm gutgetan hätten. In den Gesprächen danach wird dieser Vertrauenszuschuss deutlich spürbar. Die therapeutische Beziehung ist tragfähiger geworden. Der Patient wirkt nicht mehr so verunsichert und vorsichtig. Er bringt Fotos von seiner Familie mit und berichtet über die Auswahl des Grabsteines für Frau und Sohn.

### Phase 4: Exposition in sensu

Gemeinsam arbeiten wir in den folgenden Stunden an dem Traumadrehbuch für die Exposition in sensu. Die Hotspots sind mit eckigen Klammern gekennzeichnet.

Traumadrehbuch: Bungalowbrand

„Ich bringe die Kinder ins Bett und frage sie: ‚Wie war euer Tag?' Ich gehe zurück zum Fernseher und schaue den Rest vom Endspiel der Champions-League. Nach 10 Minuten nicke ich auf der Couch vor dem Fernseher ein.

Dann schrecke ich durch einen Knall auf. Das ist wie ein Buch, das man auf den Tisch knallt. Ich sitze sofort aufrecht, die ersten Blicke gehen zur Terrasse, dort sehe ich riesige Flammen vor dem Fenster [1]. Ich springe auf und reiße die Tür auf. Ohne lange zu überlegen, renne ich in panischer Hast zum Gartenschlauch auf der Rückseite des Bungalows und fange an zu löschen. Währenddessen schreie ich ganz laut nach meiner Frau ‚(Name der Frau)'. Doch allmählich spüre ich, hier passiert was Schlimmes. Das schaffe ich so nicht [2]. Das Feuer breitet sich ganz schnell aus. Es knistert und wird heiß. Es ist gefährlich. Da fängt das Dach an zu brennen, alles breitet sich immer schneller aus [3] .

Ich renne außen um den Bungalow herum an der Terrasse vorbei zum Schlafzimmerfenster und klopfe an das Fenster. Keiner reagiert. Ich probiere, mit einem kleinen Stein die Scheibe einzuschlagen (ich werfe vorsichtig, denn ich möchte die Kinder drinnen nicht durch die Glasscheiben verletzen). Dann höre ich plötzlich: ‚Hilfe, ich brenne!' Ich sehe zur Terrasse rüber und sehe meine Frau mit S. (5-jähriger Sohn) auf dem Arm und B. (12-jähriger Sohn) in den Flammen. B. kann nicht mehr laufen [4].

Ich erinnere mich nicht, wie meine Frau und die Kinder an mir vorbeigekommen sind. Ich knie an einem Baum und nehme nichts mehr wahr. Ich rufe: ‚Ich habe doch nichts getan', weil ich spüre, dass etwas ganz Schreckliches passiert ist, und ich hätte aufpassen müssen [5]. Ich sehe meine Frau und die Kinder auf dem Nachbargrundstück. Meine Frau ruft mir zu: ‚Du hast keine Schuld.' Ich laufe hinüber. Der Anblick meiner Frau und der Kinder ist schrecklich – sie sehen sehr verbrannt und dunkel aus [6]. Der Nachbar gibt uns allen Wasser zu trinken und bringt Decken für die Kinder. Der Rettungsdienst kommt und legt bei meiner Frau eine Infusionsflasche an [7]. Diese soll ich halten. B. wird von einem anderen Rettungsteam versorgt. Alles ist sehr laut, durcheinander und hektisch. Ich höre Martinshörner und einen Hubschrauber. Ich sehe die Feuerwehrleute beim Löschen. Dann bringen die Retter meine Frau zum Hubschrauber. Ich werde von einem Feuerwehrmann zum Rettungswagen gebracht. Viel später erst wird mir die Nachricht vom Tod meiner Frau und meines Sohnes überbracht."

### Erfassung der Hotspots

- Knall und Flammen am Fenster.
- „Das schaffe ich so nicht."
- Das Feuer greift auf das Dach über.
- Anblick der brennenden Familie auf der Terrasse.
- „Ich hätte aufpassen müssen."
- Anblick der verbrannten Familie beim Nachbarn.
- Halten der Infusionsflasche.

### Auswertung

Auffällig ist die Tatsache, dass Herr L. beim eigenen Verlesen des Drehbuchs angespannter ist als beim Zuhören (die grau hinterlegten Mittelwerte fallen in den einzelnen Durchläufen höher aus, siehe **Tab. 8-1**). In den ersten Durchgängen nimmt die Anspannung erwartungsgemäß zu. Insgesamt findet eine deutliche Habituierung statt. Vergleicht man die Mittelwerte der Hotspots, dann zeigt sich, dass der Anblick der brennenden Familie, der Selbstvorwurf und die verbrannte Familie am schlechtesten habituieren und insgesamt die höchste Belastung darstellen.

**Tabelle 8-1:** Entwicklung der SUD-Werte beim gegenseitigen Vorlesen

| | Anzahl der Durchläufe (Therapeutin liest vor, Patient liest vor [grau hinterlegt]) | | | | | | | | | | | | | |
|---|---|---|---|---|---|---|---|---|---|---|---|---|---|---|
| Hotspots | 1. | | 2. | | 3. | | 4. | | 5. | | 6. | | 7. | MW |
| Knall und Flammen | 5 | 6 | 8 | *8* | 5 | 5 | 5 | 5 | 3 | 3 | 3 | 2 | 0 | 4,4 |
| „Ich schaffe es nicht" | 7 | 9 | 9 | *8* | 6 | 8 | 7 | 5 | 5 | 5 | 3 | 3 | 2 | 5,7 |
| Das Dach brennt | 7 | 10 | 10 | *10* | 6 | 9 | 7 | 5 | 5 | 5 | 3 | 2 | 0 | 5,5 |
| Brennende Familie | 8 | 10 | 10 | *10* | 8 | 9 | 9 | 8 | 6 | 7 | 5 | 5 | 4 | 7,5 |
| Selbstvorwurf | 8 | 10 | 10 | *10* | 10 | 10 | 8 | 8 | 6 | 7 | 5 | 4 | 3 | 7,6 |
| Verbrannte Familie | 8 | 10 | 10 | *10* | 10 | 10 | 8 | 8 | 7 | 7 | 6 | 5 | 3 | 7,8 |
| Infusionsflasche | 5 | 6 | 8 | *8* | 7 | 7 | 7 | 4 | 4 | 4 | 2 | 0 | 0 | 4,7 |
| Durchschnitt (MW) | 6,8 | 8,7 | 9,2 | *9,1* | 7,4 | 8,2 | 7,2 | 6,1 | 5,1 | 5,4 | 3,8 | 2,7 | 1,7 | |

In einer Folgesitzung wird die Exposition in sensu wiederholt. Dort kommt der Patient zwar wieder auf SUD-Werte von 10, diese gehen aber wesentlich schneller zurück. Es gibt keinen Unterschied mehr beim eigenen Vorlesen im Vergleich zum Zuhören, da Herr L. die Aufgabe hatte, zwischenzeitlich sein eigenes Drehbuch zu Hause durchzulesen.

### Phase 5: Exposition in vivo

Abweichend von dem Manual folgt nun die Vorbereitung für die Exposition in vivo. Dies hat den Hintergrund, dass der Patient vom zuständigen Ordnungsamt die Auflage bekommen hatte, bis zu einem bald anstehenden Zeitpunkt die Brandstelle räumen und säubern zu lassen. Es hatte mehrere Beschwerden gegeben, dass dies 8 Monate nach dem Brand noch nicht passiert sei. Hierfür müsste Herr L. zur Unfallstelle fahren, um mit den Firmen über Angebote verhandeln zu können. Ich biete ihm an, die Exposition in vivo vorzuziehen und die erste Begegnung mit dem Ort des Geschehens therapeutisch zu begleiten. Da eine kognitive Auseinandersetzung mit dem Trauma und seinem eigenen Handeln bisher nur in Ansätzen stattgefunden hat und die EMDR-Sitzungen noch nicht erfolgt sind, beschließe ich, eine Imagination dieser Konfrontation in meiner Praxis zu durchlaufen, um mit Herrn L. die angstauslösenden Punkte herauszuarbeiten.

Folgende Bereiche werden identifiziert:

- Anfahrt mit dem Auto: Er sieht die Bungalowkolonie hinter der Biegung.
- Er sieht sein Grundstück und das „Bild der Verwüstung“ zum ersten Mal.
- Er sieht die Terrasse mit der Treppe, auf der seine Frau und Kinder brennend standen.
- Er geht um das Haus zur Stelle, wo der Wasseranschluss mit dem Gartenschlauch ist.
- Er betritt das Haus, kann sich aber nicht vorstellen, wie es dort aussieht.
- Er trifft eventuell auf den Nachbarn.

Die Exposition findet an einem Samstag statt, sodass wir beide nicht zeitlich unter Druck stehen. Herr L. holt mich mit seinem Auto vom Bahnhof ab, da auch schon die Anfahrt zur Bungalowsiedlung ein angstauslösender Punkt ist. Extrem sind seine emotionalen Reaktionen, als er das „Bild der Verwüstung“ das erste Mal erblickt (SUD=8). Er zittert und weint, bleibt aber so lange an dem Anblick stehen, bis die Reaktionen abebben.

Zusätzlich zu den oben genannten Hotspots zeigen sich während der Exposition noch weitere Punkte:

- Der Patient sieht den Gartenschlauch, mit dem er versuchte zu löschen. Ihm wird beim Anblick der Verwüstung sein hoffnungsloser Löschversuch klar (SUD=8).
- Herr L. erblickt das halb verkohlte Trampolin der Kinder (SUD=10).
- Er findet das verkohlte Fahrrad seines verstorbenen Sohnes (SUD=10).
- Er zeigt mir den Bereich im Garten, den seine Frau erst 4 Wochen vor dem Brand bepflanzt hatte (SUD=6).
- Wir betreten das Innere des verbrannten Bungalows, er zeigt mir die Stelle, wo das Schlafzimmer gewesen war (SUD=10).

Wir wiederholen den Rundgang ein zweites Mal. Die SUD-Werte sind nach wie vor hoch (zwischen 5 und 8). Den dritten Rundgang kann Herr L. besser aushalten (SUD-Werte zwischen 3 und 4, nach der Habituation zwischen 1 und 2). Ihm gelingt der kognitive Bezug, indem er konkrete Überlegungen anstellt, wie er die Unfallstelle räumen lassen und welche Gegenstände er entweder behalten oder verschenken möchte.

Auf der Rückfahrt im Auto legt Herr L. eine CD von „Unheilig“ ein, die ihm seit dem Unfall viel Trost gegeben habe, da besonders ein Lied die Trauer in Worte fasse, die er spüre. Er könne für sich erkennen, dass er begonnen habe, mit dem Trauma zu leben und den Tod seiner Frau und seines Sohnes besser zu akzeptieren. Ihm sei beim Anblick der Unfallstelle klar geworden, dass die beiden unweigerlich tot seien, nicht mehr zurückkommen und dass es nun seine Aufgabe sei „aufzuräumen“ (was er auch metaphorisch meint). Ich bestärke ihn in dieser Metapher und äußere meinen Respekt vor ihm und dem, was er bisher schon geleistet hat.

### Phase 6: EMDR

Es werden zwei EMDR-Sitzungen mit den Szenen „Knall und Flammen beim Aufwachen“ und „Frau mit Kindern auf der Terrasse“ durchgeführt. Exemplarisch soll an dieser Stelle nur auf eine eingegangen werden, die für den Patienten die schwierigere war.

#### EMDR-Protokoll

- Ausgangssituation: „Ich höre einen Knall, als ob jemand ein Buch fest zuschlägt. Ich schrecke aus dem Schlaf auf und sehe die Flammen. Mir fährt der Schreck durch Mark und Bein.“

- Erinnerungsbild: „Dunkler Raum, leichte Umrisse, Fenster steht in Flammen."
- Negative Kognition (NK): Ich habe versagt. (Ich hätte anders handeln sollen.) Es ist meine Schuld (dass meine Frau und mein Sohn gestorben sind).
- Positive Kognition (PK): Ich habe getan, was ich konnte. Ich habe gehandelt.
- Validity of Cognition (VoC): 3
- Gefühle: Bei der Vorstellung des Ausgangsbildes zusammen mit der negativen Kognition „Ich habe versagt, es ist meine Schuld" fühlt er Wut auf sich selbst (nicht anders gehandelt zu haben) und Traurigkeit (weil seine Frau und sein Sohn tot sind).
- SUD: 8
- Lokalisierung der Körperempfindung: im Kopf („als würde der zerspringen"), Engegefühl in der Brust („als bekomme ich keine Luft")
- Symbol: Zunächst kann sich Herr L. nichts unter der Aufgabe vorstellen. Er braucht lange, um ein Symbol benennen zu können. Schließlich kann er sich eine Zeichnung mit einer Weggabelung vorstellen, vor der er steht, die seine innere Zerrissenheit, den falschen Weg gegangen zu sein, symbolisieren soll. Die Zeichnung liegt direkt auf seiner Brust.

### Durchführung

Instruktion, Psychoedukation und eine Verankerung seines sicheren Ortes mittels EMDR sind bereits zu einem früheren Zeitpunkt in Vorbereitung auf die Doppelstunde erfolgt.

Wir beginnen mit den Augenbewegungen. In den ersten vier Sets tauchen keine Bilder und emotionalen Reaktionen auf, weil Herr L. sich zu sehr auf die korrekte Bewegung der Augen konzentriert. Er wirkt anfangs wegen des ungewöhnlichen Settings verunsichert, da ich ihm als weibliche Therapeutin räumlich näher bin, was ihn zunächst peinlich berührt. Nachdem ich diesen Punkt offen als ungewöhnlich anspreche und erneut nach dem Sicherheitsabstand meiner Finger und meiner Person frage, wird der Patient lockerer und kann sich auf die Augenbewegung einlassen.

Es tauchen folgende Bilder und emotionale Reaktionen auf:

- Bild 1: Flammen am Fenster. Reaktion: Kribbeln am ganzen Körper, Unruhe, Angst.
- Bild 2: Er sieht sich beim Löschen und kommt nicht weiter. Reaktion: Ich kann nichts tun, ich spüre körperlich Starre.

Herr L. bleibt mehrmals in diesem Bild stecken, als ginge es auch in der EMDR-Sitzung nicht weiter. Ich verzichte auf das Hand-Tapping, da ich das als Grenzüberschreitung empfunden hätte und der Patient ablehnend reagiert hatte.

- Bild 3: Plötzlich taucht sein Symbol auf, er steht vor dem Weg, kann sich nicht entscheiden. Reaktion: Angst wird heftiger, Starre löst sich in Unruhe auf.
- Bild 4: Er entscheidet sich für den linken Weg. Die Unruhe wird stärker. Kognition: „Wie ich diesen Weg verfluche!“ Wut stellt sich ein.

Wir arbeiten dieses Bild durch, allmählich nehmen die Reaktionen ab, Herr L. wird sichtlich ruhiger und entspannter.

- Bild 5: Herr L. sieht sich beim Löschen. Kognition: „Ich tue etwas. Der Weg war nicht so falsch. Man weiß vorher nie, wohin die Wege führen, wenn es keine Wegweiser gibt.“ Herr L. wird ruhig, das Druckgefühl auf der Brust ist weg, der Kopf wird klarer.

Wir bleiben einige Sets lang in dem Bild des Handelns. Es tauchen keine neuen Kanäle auf.

Wir überprüfen den SUD, er liegt bei 4.

Ich erfrage erneut, wo das Unbehagen zu spüren ist. Die Augenbewegungen werden mit dieser Körperempfindung fortgesetzt. Es tauchen auch hier keine neuen Bilder auf. Die Abreaktion ist weniger heftig.

Wir überprüfen den SUD noch einmal, jetzt liegt er bei 1.

Verankerung: Nach der Durchführung kürzerer und langsamerer Augenbewegungssets überprüfen wir die VoC, der bei 5 liegt.

Auch wenn die VoC nicht 6 oder 7 erreicht hat, hören wir an dieser Stelle auf, da der Patient sehr erschöpft ist und die SUD einen Wert von 1 erreicht hat.

Körpertest: Die vorherige Belastung im Kopf ist verschwunden, die Brust fühlt sich offen und leichter an.

Symbol-Test: Das Bild der Wegkreuzung ist nicht mehr auf seiner Brust, sondern liegt auf dem Tisch. Er kann es betrachten und umdrehen, wenn er dies möchte.

### Auswertung und kognitive Nachbereitung der Sitzung

Für Herrn L. ist vor allem hilfreich zu erkennen, dass er doch etwas getan hat und dass er das Ausmaß des Brandes vorher nicht habe abschätzen können („Es gab keinen Wegweiser, der mir gezeigt hat, wohin der Weg führt – bzw. was ich hätte tun sollen“). Er hat nicht versagt, sondern die *Situation* war so, dass er den erstbesten Weg eingeschlagen hat, der sich ihm bot.

### Phase 7: Nachbesprechung, Traumaintegration und Follow-up

Nun kann noch einmal ausführlich die kognitive Traumaverarbeitung fortgesetzt werden. Sein individuelles Trauma waren seine Schuldgefühle, er glaubte, nicht richtig gehandelt und dadurch den Tod seiner Frau und seines Sohnes verschuldet zu haben. Folgende Elemente wurden dabei zusätzlich herangezogen:

- *Er war in einer Notsituation:* Psychoedukation zum Stress- bzw. Angstmodell (Kampf-Flucht-Modell) (schnelles automatisiertes Handeln).
- *Er hat das Ausmaß des Brandes unterschätzt:* Er ist kein Feuerwehrmann, hatte keine Zeit zum Nachdenken, was am besten zu tun ist. Ich spiele ihm zwei Videos vor, auf denen zu sehen ist, wie schnell sich ein Feuer ausbreitet. Er bekommt die Aufgabe, Menschen zu fragen, wie lange es dauert, bis das Feuer eines brennenden Weihnachtsbaumes das gesamte Wohnzimmer erfasst hat (nur 46 Sekunden!) und macht die Erfahrung, dass selbst Profis diese Zeitspanne überschätzen.
- *„Es gibt kein richtiges Handeln im falschen Film“:* Er möchte Schuld auf sich nehmen, um eine Erklärung auf seine quälende Frage nach dem Warum zu bekommen. Schuld auf sich zu laden, ist leichter auszuhalten als unerklärlicher Verlust und Trauer. Hier ist weiterhin Trauerarbeit zu leisten.
- *Seine Frau hat ihn noch an der Unfallstelle entlastet und „freigesprochen“* („Du hast keine Schuld“). Er muss sich selbst verzeihen, nicht anders gehandelt zu haben.

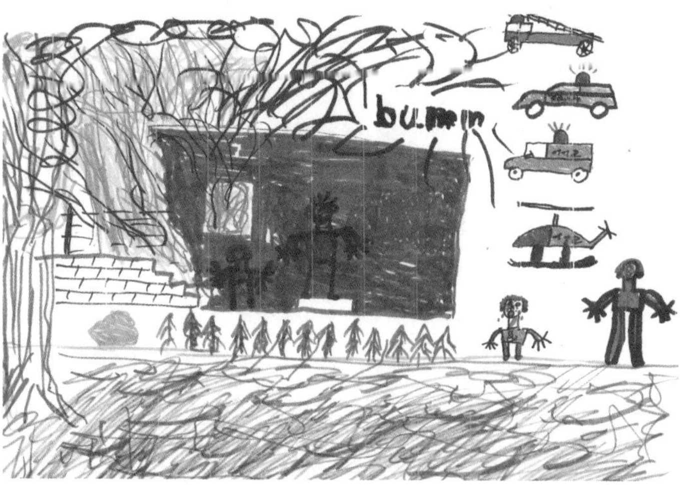


**Abbildung 8-1:** Zeichnung „Bungalowbrand“ vom Vater und dem überlebenden Sohn.

Nach Beendigung der Therapie erstellten der Vater und der überlebende Sohn gemeinsam ein Bild des Bungalowbrands und zeigen damit, dass sie die Erinnerungen ertragen und aktiv damit umgehen können (siehe **Abb. 8-1**).

## Was hat der Patient am Ende der Therapie erreicht?

Gemäß der sieben Kriterien der Genesung nach Gschwend (2011) zeigt sich ein hinreichender Behandlungserfolg bei Herrn L., der sich auch in den deutlich gesunkenen Antworten der SCL90R am Ende der Therapie niederschlägt.

1) Die physiologischen Reaktionen von Herrn L. sind im überschaubaren Rahmen.
2) Herr L. kann Gefühle ertragen, die mit der traumatischen Erfahrung verbunden sind, ohne sie auszublenden (keine Dissoziationen mehr).
3) Er kann die Geschichte des Traumas zusammenhängend erzählen.
4) Er hat die Erinnerungen unter Kontrolle (keine Flashbacks mehr).
5) Sein beschädigtes Selbstwertgefühl ist wiederhergestellt.
6) Alle wichtigen Beziehungen und Aktivitäten hat er wieder aufgenommen.
7) Das Trauma kann er in ein neu aufgebautes eigenes Wertesystem integrieren.

Bezogen auf den letzten Punkt bleibt jedoch noch die Trauer um seine Frau und seinen Sohn. Hier waren das erste Weihnachten, die Geburtstage von beiden Verstorbenen und der Jahrestag des Unfalls besonders belastend für ihn. Sein beschädigtes Selbstwertgefühl ist zwar wiederhergestellt, doch es gelingt ihm noch nicht immer, sich selbst zu verzeihen, nicht anders gehandelt zu haben. Wenn dieser Gedanke ihn überfällt, kann er zwar die kognitive Umstrukturierung vornehmen, es bleibt aber das Gefühl der Trauer und die Frage nach dem Warum, zumal die Brandursache bis heute nicht geklärt werden konnte.

Was ihn stärkt und Kraft gibt, ist die Lebensaufgabe, die er sich gesetzt hat: Er möchte für seinen kleinen Sohn ein guter fürsorglicher Vater sein und für ihn sorgen, so gut er es auch ohne seine Frau kann.

Wir vereinbaren fünf Katamnesetermine, die im Januar (nach dem 2. Weihnachtsfest ohne seine komplette Familie) stattfinden sollen.

## Eigene Reflexion zur Behandlung mit dem SBK

Zunächst war ich sehr vorsichtig und ängstlich, den Patienten mit dem Trauma zu konfrontieren. Bei der KTE war ich sehr bewegt und musste eigene Distanzierungstechniken anwenden. Hilfreich war für mich die Tatsache, dass ich bei der

Feuerwehr, die den Brand gelöscht hatte, ein Debriefing gemacht hatte und somit den Einsatz aus der Sicht der Feuerwehrkameraden kannte. Das Nachempfinden der Verwüstung war dadurch besser möglich. Vielleicht lag daran aber meine anfängliche Schwierigkeit der emotionalen Distanzierung.

Die schwierigste therapeutische Aufgabe war für mich die Begleitung der Exposition in vivo. Hier konzentrierte ich mich von Anfang an auf meine Aufgabe, als Therapeutin dem Patienten in seiner Konfrontation Beistand zu leisten, damit er die Erfahrung machen kann, dass er den Anblick aushalten kann. Hinterher tat ich etwas zur eigenen Psychohygiene und dankte (wem auch immer) dafür, dass meine eigene Familie wohlbehalten und gesund ist.

Insgesamt bin ich von dem Durcharbeiten des SBK sehr überrascht und von der Wirkungsweise in der Behandlung von akuten PTBS überzeugt worden.

## 8.2 Fallbericht zur Traumatherapie nach dem SBK bei komplexem Trauma

Traumaereignis: Sexueller Missbrauch durch einen Familienangehörigen
Therapeutin: Frau Dr. rer. nat. Dipl.-Psych. Jenny Riecke, Psychologische Psychotherapeutin, im SBK ausgebildet, Supervisandin von Dr. Pieper

In diesem Therapiebericht wird der Prozess abwechselnd von der Therapeutin und der Patientin beschrieben.

Die 30-jährige Patientin kommt stark belastet in die Therapie, nachdem sie durch eine Bemerkung eines Kollegen getriggert wurde und seitdem unter massiven Flashbacks, Intrusionen und Albträumen an traumatische Erlebnisse aus ihrer Kindheit litt. Sie hatte in der Vergangenheit bereits mehrere ambulante als auch stationäre Behandlungsversuche unternommen, jedoch ohne eine deutliche sowie langanhaltende Verbesserung ihrer PTBS. Die Symptomatik der Patientin äußert sich in einer PTBS sowie einer komorbiden rezidivierenden depressiven Störung mit mittelgradiger Episode und einer Zwangssymptomatik mit vorwiegend Zwangshandlungen. Zudem beschreibt sie dissoziative Zustände und aggressive Impulse gegen sich selbst in Form von selbstverletzendem Verhalten (Schneiden der Arme und Beine, sich schlagen). Hintergrund der Traumatisierungen sind häufiger sexueller Missbrauch durch einen Familienangehörigen über einen Zeitraum von 2 Jahren beginnend mit ihrem 9. Lebensjahr.

Der Text enthält Gedanken der Patientin (hier kursiv hervorgehoben), die sie mit mir in Form von E-Mails zwischen den Sitzungen geteilt hat, da ihr das Aufschreiben mitunter leichter fiel als das Aussprechen.

### Phase 1: Aufbau einer therapeutischen Beziehung, Stabilisierung, Exploration (Clusteranalyse)

Im Kontakt wirkt die Patientin anfangs sehr belastet, bricht wiederholt in Tränen aus, ist sehr aufgelöst und kann vor lauter Verzweiflung kaum sprechen. Zugleich zeigt sie sich sehr motiviert und kommt stets sehr gut vorbereitet in die Sitzungen. So bringt sie zu Beginn der Therapie eine geordnete Liste ihrer Symptome sowie ihre Therapieanliegen mit.

Die Patientin hat bereits mehrere Behandlungsversuche hinter sich und kommt mit einer skeptischen bis misstrauischen Grundhaltung, da ihr einige der vorherigen Behandlerinnen nicht geglaubt und ihre Symptomatik heruntergespielt hatten. Aufgrund dieser invalidierenden Vorerfahrungen steht zunächst der Aufbau einer vertrauensvollen therapeutischen Beziehung im Vordergrund. Sie hatte in den vergangenen Therapien mehrere Stabilisierungs- und Distanzierungstechniken erlernt. Zusätzlich wurde ihr die 5-4-3-2-1-Übung vermittelt.

Weiterhin erstellen wir gemeinsam eine Clusteranalyse, welche insgesamt zehn Cluster ergibt, dabei beziehen sich die Hälfte der Cluster auf denselben Täter (u.a. Polizeispiele, fesseln, auspeitschen, sexuelle Übergriffe, mundtot machen). Hinzu kommen Mobbing sowie Drohungen, Beschimpfungen und Abwertungen von anderen Familienangehörigen.

Die Benennung der Cluster fällt ihr sehr schwer, sie sucht nach Worten und bringt diese nicht über ihre Lippen. Sie spricht im Flüsterton und kann manche Worte auch nicht aufschreiben. Als hilfreich erweist es sich, Worte/Ideen vorzugeben, aus denen sie auswählen kann oder auch Ja/Nein-Fragen zu stellen. Teilweise antwortet sie nur mit einem Kopfschütteln. Aufgrund der dissoziativen Zustände während der traumatischen Situationen berichtet sie von bruchstückhaften, teils nicht zugänglichen Erinnerungen. Frau W. macht sich dabei große Sorgen, dass ihre Erinnerungen nicht genügen könnten. Hier wird deutlich, dass neben einer misstrauischen Grundhaltung auch Schamgefühle eine zentrale Rolle spielen. **Abbildung 8-2** zeigt ihre Cluster.

*„Die letzte Sitzung war Schwerstarbeit. Ich trage so unglaublich viel Scham in mir. Auszusprechen, was passiert ist, scheint mir oft wie eine unüberwindbare Hürde. Egal, wie sehr ich es aussprechen will: Alles in mir wehrt sich, laut zu sagen, was damals passiert ist. Ich fühle mich schuldig und habe eine diffuse Angst, dass etwas passiert, wenn*

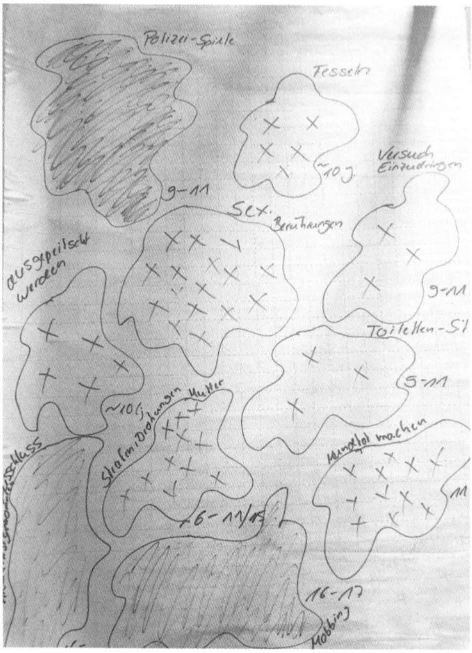


**Abbildung 8-2:** Die Cluster von Frau W.

*ich es sage. Ich habe ganz fürchterlich geschwitzt, mir war übel und oft schwindelig in der Sitzung. Danke, dass Sie aufpassen, dass ich nicht abdrifte.“*

### Phase 2: Psychoedukation, Sackgassenmodell, Traumagedächtnis

Zu Beginn der Therapie steht die genaue Exploration der Symptomatik und Einordnung von den traumatischen Geschehnissen im Vordergrund. Gemeinsam entwickeln wir ein persönliches „Sackgassen-Modell“. Frau W. hatte für sich bereits selbst die Ahnung, dass sie die Erlebnisse nicht vergessen könne, und konnte für sich schnell nachvollziehen, dass all ihre Vermeidungsversuche langfristig nicht hilfreich waren. Die psychoedukativen Informationen nimmt sie schnell auf und kann diese gut für sich annehmen.

*„Die ausführliche Anamnese und Diagnostik haben mich überrascht, das kannte ich so nicht. Ich hatte das Gefühl, dass wirklich ergründet wird, wo meine Probleme liegen und wie sie sich äußern. Als es dann das erste Mal um die traumatischen Erlebnisse ging, hat es mir sehr geholfen, dass mir das Aussprechen noch erspart wurde und ich nicken oder den Kopf schütteln durfte – anders hätte ich es damals nicht gekonnt. Das hat Vertrauen aufgebaut.*

*Was ich sehr schnell gemerkt habe: Diese Therapie ist anders. Hier darf (und soll) ich mich einbringen und mitmachen. Also habe ich mich reingestürzt. [...] Transparenz war für mich zentral, um mich auf die Therapie einlassen zu können. Sie gibt mir ein Gefühl der Kontrolle und gibt mir die Möglichkeit zur aktiven Teilhabe. Was wichtig ist, denn was ich erlebt habe, hat ein Gefühl der Ohnmacht in mir verankert. Ich wusste nicht, was als Nächstes passiert, was er als Nächstes mit mir macht, und das war unerträglich. In der Therapie, in der es ja um genau diese Erinnerungen geht, hat es mir geholfen, immer zu wissen, wo wir stehen, was wir als Nächstes machen und auch selbst aktiv zu sein, selbst aus der Ohnmacht herauszutreten."*

### Phase 3: Kontrollierte Traumaexposition (KTE)

Für die kontrollierte Traumaexposition wählen wir eine Situation aus dem Cluster „Polizeispiele" aus, da dies das früheste Cluster darstellt. Unter dieses Cluster fielen unzählige Situationen, deren Hauptbestandteil das Abtasten und intensive Untersuchen ihres gesamten Körpers war. Das gewählte Ereignis ist dabei repräsentativ für die meisten Übergriffe. Ziel der KTE ist es, einen Überblick über diese traumatische Situation zu bekommen und einmal von Anfang bis zum Ende durch die Situation zu kommen. Anhand vieler Detailfragen („Was war es für ein Tag?", „Wie war das Wetter?", „Was hatten Sie an?" etc.) habe ich die Patientin darin unterstützt, möglichst gut in die Erinnerung zu finden und auch an schwer zugängliche Erinnerungen zu gelangen. Außerdem wird durch diese Detailfragen der präfrontale Kortex aktiviert, was sichtbar die emotionale Überreaktion kontrolliert. Immer wieder durchgeführte emotionale Schleifen geben ihr die Sicherheit, in ihren Gefühlen verstanden, aber nicht überflutet zu werden. Es wird deutlich, dass manche Erinnerungen nicht eindeutig einer Situation zuzuordnen sind, sondern ähnliche Situationen ineinander verschmelzen, da es unzählige dieser Situationen gegeben hat. Entsprechend versuchen wir, eine Art Prototypen der Situation zu erstellen.

Auf der Symptomebene ergeben sich vor allem Schmerzen im Rücken, Unterleib und Blinddarm, aber auch gynäkologische Auffälligkeiten wie Zwischenblutungen, zudem hat sie Schlafstörungen. Auf psychischer Ebene zeigt sich das Vollbild einer PTBS (Übererregung, Schreckhaftigkeit, Intrusionen, Albträume, Flashbacks), Dissoziationen, Schuldgefühle, wiederholte depressive Phasen, Bestrafungsimpulse einhergehend mit selbstverletzendem Verhalten, Zwangshandlungen (u.a. Reinigungsrituale, Bett/Bettwäsche nur mit sauberer Kleidung berühren).

Auf der Verhaltensebene kommt es zur Meidung sozialer Kontakte, vor allem Kontakte zu Männern. Außerdem vermeidet sie bestimmte Schlafpositionen, Bewegungen/Haltungen, ihren Körper zu berühren, sexuelle Kontakte sowie bestimmte Worte oder Namen auszusprechen.

Gedanklich dominieren Schuldgedanken sowie Abwertungen der eigenen Person sowie des eigenen Körpers („Ich bin schlecht"; „Ich hätte etwas tun sollen ", „Mein Körper ist schuld und eklig").

Die Frage nach dem individuellen Trauma beantwortet sie damit, dass sie den Penis des Täters anfassen musste, was sie als sehr eklig und erniedrigend erlebte.

Die KTE löst Wut, die sich vor allem gegen sich selbst richtete, und Trauer aus. Zudem gibt die Patientin an, dass sie große Angst habe, etwas falsch zu machen, etwas Falsches zu erinnern oder auch nicht genug zu erinnern. Aufgrund der negativen Vorerfahrungen hat sie große Angst, dass ich ihr nicht glaube.

*„Ich weiß nicht, ob man mir den inneren Kampf ansieht, wenn ich dissoziiere und Sie mit mir sprechen. Ich höre das und ich möchte so gerne antworten, aber ich bin in diesem Körper gefangen und komme nicht raus, ich kann einfach nicht sprechen. Dann setze ich mich irgendwann unter Druck und denke: ‚Jetzt antworte doch was. Sag endlich was. Du musst jetzt was sagen', aber ich kann einfach nicht. Es ist in mir drin und will raus, aber es geht nicht. Der Körper lässt es nicht zu. Ich glaube, das ist Angst. Davor, etwas Falsches zu sagen oder mich falsch zu bewegen. Dann fange ich an, mich dafür zu schämen, dass ich das nicht kann, und gerate noch tiefer rein."*

### Phase 4: Exposition in sensu

Anhand des KTE-Berichtes entwickeln wir gemeinsam ein Traumadrehbuch. Hier ist die erste Hürde, den Namen des Täters auszusprechen und aufzuschreiben. Frau W. hatte bis dahin den Namen vollständig vermieden. Wenn sie ihn zufällig gelesen hat, dann nur rückwärts. Die erste Exposition besteht aus elf Durchgangen (zehnmal las ich und einmal die Patientin). Die Patientin liest den Bericht selbst nur einmal, da ihr das Lesen und Aussprechen sehr schwerfällt, sie spricht im Flüsterton und kann die Worte kaum aussprechen, bei den Trigger-Worten zuckt sie sichtlich zusammen. Die Belastung liegt auf einem mittelhohen Niveau von 7 und sinkt auf 5.

*„Ich bin schrecklich nervös und unruhig, zappelig, angespannt und schlaflos. Ich muss ganz oft an diesen Namen denken. Wie ein furchtbarer Horror-Ohrwurm ist das. Er geht einfach nicht weg. Ich hoffe so sehr, dass es irgendwann einfach ein Name ist. Einer, mit schlechten Erinnerungen, aber nur ein Name. Ich hoffe, dass es irgendwann ‚nur' noch schlechte Erinnerungen sind. Das kann ich mir im Moment noch gar nicht vorstellen."*

In der nächsten Sitzung führen wir zunächst eine Exposition an den Namen des Täters aus. Frau W. liest den Namen in verschiedenen Varianten, einzelne Buchstaben, zusammengesetzt, leise und laut. Auch das Aussprechen gestalten wir divers. Sie spricht den Namen in Dauerschleife, im Sitzen, im Stehen, im Gehen, mit unterschiedlichen Betonungen und Lautstärken aus, bis die Belastung deutlich nachlässt und sie in der Lage ist, den Namen in normaler Lautstärke auszusprechen.

Auszüge aus dem Traumadrehbuch:

„Er sagt mit bestimmender Stimme, dass ich an die Wand gehen soll. Ich denke ‚Ich will da nicht hin'. Ich gehe zur Wand und stelle mich mit dem Gesicht zur Wand. Er stellt sich hinter mich, nimmt meine Hände und führt sie an die Wand. Er sagt im drohenden Ton: ‚Mach die Beine auseinander.' Ich habe Angst. Dann tastet er mich mit beiden Händen ab [...]. Er steht auf und kommt mir ganz nah, sodass sein Becken an meinem Po ist und ich seinen steifen Penis spüre. Ich empfinde starken Ekel und habe Angst [...]. Er sagt: ‚Du hast was vergessen.' Ich berühre zögerlich seinen Schritt [...] er drückt meine Hand auf seinen Penis. Ich habe seinen Penis fest umschlossen, er fühlt sich fest und gleichzeitig beweglich an. Ich empfinde dabei starken Ekel. Er führt meine Hand mit festem Griff und macht Vor- und Zurückbewegungen. Er ejakuliert. Ich spüre, wie das Sperma an meinen Fingern hinunterläuft, nehme den Geruch des Spermas wahr und ekele mich sehr. Er lässt meine Hand los und zieht sich an. Ich stehe unbeweglich da. Er gibt mir ein Taschentuch, mit dem ich meine Hand abwische. Er sagt: ‚Das ist unser kleines Geheimnis, das darfst du niemanden sagen.'"

In einer weiteren Expositionssitzung lesen wir uns das Traumadrehbuch gegenseitig vor. An den Hotspots reagiert Frau W. mit intensiven Körpererinnerungen, die mit einer ausgeprägten Dissoziationsneigung einhergehen. Um nicht „abzudriften", probieren wir verschiedene Skills aus, wobei sich die Kombination aus dem klaren Verorten im Hier und Jetzt („Was sehen Sie, was hören Sie, was spüren Sie?") und dem Halten von zwei scharfkantigen Steinen in den Händen als besonders hilfreich erweist. Der Patientin gelingt es damit, im Hier und Jetzt zu bleiben, gleichzeitig steigt damit jedoch auch die Belastung auf maximal 9 an den Hotspots, die sie nun deutlicher wahrnehmen kann. Entgegen ihrer Befürchtung verstärken sich Intrusionen und Flashbacks nicht, sondern bleiben auf dem vorher bestehenden Niveau.

*„Sobald ich allein bin, kreisen meine Gedanken und Erinnerungen kommen hoch. Das ist verwirrend und anstrengend, weil alles durcheinander ist. Ich fühle mich zerris-*

*sen und traurig und möchte am liebsten schreien, aber das kann ich nicht. Ich schreie geräuschlos. Der Schneidedruck ist groß, aber ich mache es nicht. Ich kratze mich und schlage mich und nehme das Gummiband. Ich weiß, dass auch das nicht gut ist, ich weiß mir nicht anders zu helfen. Habe das Gefühl, mich bestrafen zu müssen. Ich fühle mich so unwohl mit mir selbst, mit diesem Körper, den ich so hasse. Ich bin so dreckig und eklig. Und obwohl ich all diese Sachen fühle, fühle ich mich gleichzeitig oft so weit weg von mir selbst. Ich wünsche mir so sehr, dass das alles aufhört.“*

In der dritten Exposition in sensu finden vier Durchgänge statt, einerseits verringert sich die Gesamtbelastung und andererseits bleibt die Belastung an den Hotspots auf einem ähnlich hohen Niveau. Zudem nehmen wir eine Audiodatei auf, damit die Patientin die Konfrontationsübungen auch zuhause fortführen kann. Um eine tiefergehende Habituation zu ermöglichen und mehr Durchgänge in einer Doppelstunde zu erreichen, kürzen wir das Drehbuch auf die zentralen Hotspots und halten den Einsatz von Antidissoziationsskills möglichst kurz. Innerhalb von 12 Durchgängen geht die Belastung erheblich herunter. Frau W. gibt an, dass Angst, Anspannung und Scham deutlich gesunken seien (Belastung = 2 bis 3), die Belastung an den Hotspots bleibt dennoch auf einem mittleren Niveau (6). Hier wird deutlich, dass sich der Inhalt der Belastung von anfänglich Angst/Anspannung auf Ekel verschoben hat. Da eine Habituation an Ekel nur schwer möglich ist und aufgrund der deutlichen Verringerung der Angst entscheiden wir uns vorerst für eine Beendigung der Konfrontationsphase.

*„Ich fühle ihn, und das, was er mit mir macht. Und ich bin so eklig und dreckig und mein Körper ist schuld. Und irgendwann, wenn es vorbei ist, gehe ich ins Bad und schaue in den Spiegel, und ich weiß, dass ich das bin in diesem Spiegel, aber da ist keine Verbindung. Ich fühle mich nicht und sehe so fremd aus. Diese Spiegelperson, die ist so weit weg und ekelhaft und hassenswert. Oft habe ich den Gedanken, mir mit einem Messer unten alles kaputtzumachen oder mir die Brüste abzuschneiden. Dann wäre alles weg. Überall bin ich dreckig und eklig, alles an mir hat er angefasst und schlecht gemacht. Ich möchte so gerne sauber sein. […] Ich habe viel darüber nachgedacht, was es mit mir macht, dass ich nicht mehr alleine bin mit der Erinnerung. Ich bin froh, dass ich es nicht mehr allein trage. Es ist so schwer, es zu teilen, aber es ist auch gut zu wissen, dass da jemand ist, der weiß, was passiert ist. Und mir glaubt. Und, dass es dort sicher ist.“*

### Phase 5: EMDR

Für die EMDR-Phase wählt die Patientin eine belastende und ekelbesetzte Erinnerung aus dem zuvor besprochenen Traumadrehbuch aus. Als Negativkognition formuliert sie den Gedanken „Ich bin schmutzig“. Als Positivkognition entwickelt sie „Ich bin sauber/Ich bin okay (so wie ich bin)". Die Glaubwürdigkeit des Gedankens ist anfangs sehr gering und liegt bei 2. An Gefühlen gibt sie Selbsthass, Ekel und Traurigkeit an. Die anfängliche Belastung ordnet sie als hoch ein (SUD=8). Auf der körperlichen Ebene beschreibt sie ein Kloßgefühl im Hals, Anspannung im Bauch und den Impuls, sich klein machen zu wollen. Es finden 20 Sets mit Augenbewegungen statt. Die Belastung ist zum Ende der Sitzung bei 5 und die Glaubwürdigkeit des positiven Gedankens bleibt unverändert. Auf körperlicher Ebene erlebt sie eine deutliche Reduktion der Anspannung. Es tauchen verschiedene Kanäle auf: Ekel, Wut auf die Familie, die nicht reagiert hat. Zwischenzeitlich ist ansatzweise eine Art Traurigkeit spürbar, die sie jedoch nicht weiter zulassen kann. Im Anschluss an die EMDR-Sitzung sagt die Patientin, dass sie es sich innerlich verbieten würde, traurig zu sein („Ich darf nicht traurig sein. Das ist nicht richtig."). In einer anschließenden EMDR-Sitzung mit dem gleichen Ausgangsbild treten Ekel, Angst, das Gefühl, ausgeliefert zu sein, Wut und Hass auf den eigenen Körper (in Form von inneren Beschimpfungen) auf. Als ein Gefühl von Traurigkeit auftaucht, erlebt Frau W. wieder eine Blockade, sodass sich das Gefühl nicht durchsetzen kann.

*„In mir ist sehr viel Verzweiflung, ich kann kaum beschreiben, wie ich mich fühle. Das ist ein Gefühl im Bauch, unter dem Brustbein, als würde es mich zerreißen. Das zieht sich bis zum Bauchnabel. Da ist auch Traurigkeit dabei. Die spüre ich an meinen Augen, die sich anfühlen, als würden sie kiloschwer sein. Ich fühle sie in meinem Kopf. Hinter der Stirn. Da sitzt sie fest und kommt nicht raus."*

In den darauffolgenden Sitzungen nehmen wir uns die Zeit, die Hintergründe dieser Blockade nachzuvollziehen. Die verinnerlichten Verbote können wir wiederholten Bestrafungs- und Abwertungserfahrungen mit ihren Eltern zuordnen. Sobald sie weinte, wurde sie dafür abgewertet und beschimpft. Sie machte häufig die Erfahrung, dass Weinen zu Konflikten und Liebesentzug führt. Darüber hinaus sei es wie eine Art Familienregel: „Man weint nicht." Die Patientin kann die Entstehung der Strategie, keine negativen Gefühle zu zeigen, für sich gut nachvollziehen und biographisch einordnen. Wir besprechen die Vor- und Nachteile der Strategie für damals und heute. Zusätzlich arbeiten wir an den Bestrafungsimpulsen und thematisieren, was hinter der Wut und dem Selbsthass steht. Auch die Bestrafungen können wir vor dem biographischen Hintergrund der Patientin validierend einordnen. Frau W. beginnt, statt mit Aggressionen zu reagieren, diese zu beobachten, zu hinterfragen und mit entgegengesetztem Handeln zu reagieren. Die Entwicklung von Selbstfürsorge fällt ihr sichtlich schwer, da deutlich wird, dass sie gar kein Konzept von Selbstfürsorge hat und ihr die Ideen fehlen, wie man gut zu sich sein kann. Mit der Zeit legt sie sich eine Selbstfürsorgebox an mit Ideen und Dingen, die ihr guttun (Obst essen, leckeren Tee trinken, Duftkerze anmachen, Klavier spielen).

Im Supervisionsprozess erarbeiten wir, dass ein weiteres Arbeiten an den traumatischen Inhalten nicht sinnvoll erscheint, solange die Blockade einer emotionalen Verarbeitung im Weg steht. Um die Traurigkeit zugänglich zu machen, schlägt der Supervisor vor, die invalidierenden elterlichen Erfahrungen mit EMDR zu bearbeiten.

Für die entsprechende EMDR-Sitzung wählt die Patientin eine Situation aus, in der sie für ihr Weinen bestraft wurde. Sie lag mit Schmerzen im Krankenhaus und ihre Eltern reagierten kühl und distanziert (sie solle sich nicht so anstellen) und straften sie mit Nichtachtung. Während der EMDR, als sie länger unproduktiv „kreiselt", also immer wieder bei den gleichen negativen Selbstbeschuldigungen bleibt, frage ich sie im Sinne des kognitiven Einwebens, was das Kind braucht, und schlage ihr vor, die Szene entsprechend zu verändern. Dies überfordert sie sehr. Sie findet dabei keinen Zugang zu ihren Gefühlen. Darüber hinaus ergibt die EMDR-Sitzung einen neuen Kanal, der der Patientin eine neue, noch belastendere Situation vor Augen führt (Gewaltanwendung durch Mutter).

*„Und wie kann ich diese Gefühle fühlen? Die von damals? In der Sitzung, während des EMDR, da habe ich dieses Kind gesehen. Und es tat mir leid. Und ich weiß auch, dass ich das bin. Aber ich sehe es nur aus der Distanz. Ich komme nicht richtig ran. Ich sehe es immer so 2 bis 4 Meter weit von mir weg. Und es schaut mich an, aber ich traue mich nicht näher. Und ich weiß, dass es in den Arm genommen werden möchte und das auch braucht und das auch bekommen sollte, aber ich kann es nicht. Anderen Menschen kann ich gut Trost spenden. Aber dieses Kind, das ist so weit weg."*

Der Supervisor schlägt vor, mit einer „weisen Person" zu arbeiten, um die Patientin dabei zu unterstützen, die Szene zu verändern und anzupassen. Das Thema von unterstützenden, wohlwollenden Personen in ihrem Umfeld nimmt Frau W. sehr gut an und bringt verschiedene Ideen ein. Sie entscheidet sich letztlich für eine ehemalige Lehrerin, die ihr das Gefühl gab, wertvoll zu sein, und sie mit ihren Erfahrungen ernst nahm. In der nächsten EMDR-Sitzung arbeiten wir weiter mit der neu aufgetauchten belastenden Situation. Wir führen 28 Sets mit Augenbewegungen durch. Die Negativkognition ist „Ich bin schlecht" und die Positivkognition „Ich bin wertvoll". Der VoC liegt bei 2 und der SUD bei 6 bis 7. Als aufkommende Gefühle benennt sie: Ärger, Enttäuschung („Ich war nicht gut genug"). Körperlich spürt sie schwere, angespannte Schultern, Anspannung im Bauch, ein Beklemmungsgefühl in der Brust und sie atmet flach. Am Ende der Sitzung liegt der SUD bei 2 bis 3 und der VoC bei 4 bis 5. Das Einbringen ihrer weisen Person gelingt gut, die Lehrerin kommt hinzu, legt ihr die Hand auf den Rücken und bringt sie in Sicherheit. Daraufhin entsteht bei ihr ein warmes, positives Gefühl.

Durch den Supervisor angeregt, nehmen wir in der nächsten EMDR-Sitzung den Aspekt eines Symbols mit auf. Zuvor hatte dies die Patientin abgelehnt, weil sie dadurch stark unter Druck geriert, etwas Gutes/Richtiges entwickeln zu müssen. Mit dem Hinweis, dass es hier kein richtig und falsch gibt, und sie es versuchen kann, egal was dabei rauskommt, gelingt es ihr, ein Bild zu entwickeln. Sie beschreibt das Problem als einen scharfkantigen und grauen Brocken aus Stein, der in etwa so groß wie ein Bürocontainer sei. Wir führen 40 Sets mit Augenbewegungen durch. Das Ausgangsbild war eine Szene, in der ihre Mutter sie schlug und ihr Vater unbeteiligt daneben saß. Die Belastung sinkt von anfänglich 6 auf 3 bis 4. Während der EMDR setzt Frau W. wieder ihre weise Person ein, die ihr das Gefühl gibt, nicht allein zu sein. Am Ende der Sitzung stellt die Patientin eine Veränderung des inneren Bildes fest: Der große scharfkantige Brocken schrumpft in Blumentopfgröße zusammen und wird runder und heller. Zentrales Thema während der EMDR ist die Erkenntnis: „Egal, was ich mache, ich bin immer falsch." Zudem tauchen weitere Demütigungen und Abwertungen durch verschiedene Familienmitglieder auf. Vor dem Hintergrund vieler Tabuthemen innerhalb der Familie sind in der Nachbesprechung die validierende Anerkennung und das Benennen der erlebten Ungerechtigkeiten, Bestrafungen und Abwertungen wichtig. In der Nachwirkung erlebt die Patientin eine andere Qualität von Trauer. Sie spürt die Trauer darüber, nicht geliebt worden zu sein, nun sehr deutlich und kann die Traurigkeit darüber auch zulassen.

In einer weiteren EMDR-Sitzung mit demselben Ausgangsbild (sie wird von Mutter geschlagen) gelingt ein entscheidender Durchbruch. Die Patientin entwickelt im Prozess den Impuls, das innere Kind in den Arm nehmen zu wollen. Es gelingt ihr, ihre eigene Scham zu überwinden und dem inneren Bedürfnis zu folgen, als Erwachsene zum Kind zu gehen und es zu umarmen und ihm gut zuzureden. Daraus entsteht der Gedanke „Du bist gut", sie fühlt sich dabei sicher und geborgen. Um die positiven Prozesse zu unterstützen, führen wir langsamere Augenbewegungen durch. Die Belastung sinkt in dieser Sitzung erstmalig auf 0 und auch den positiven Gedanken schätzt sie stimmiger ein (vorher 2, nachher 4 bis 5). Ihr inneres Symbol verändert sich während dieser Sitzung zu einem schweren, runden, glatten, sandfarbenen Stein, der in eine Hand passt. Nach Beendigung der EMDR wirkt die Patientin sichtlich gelöst, etwas hat sich in ihrem Gesichtsausdruck verändert. Sie strahlt eine Ruhe und Friedlichkeit aus, die vorher nicht zu erkennen war.

Da in den bisherigen EMDR-Sitzungen zahlreiche demütigende, invalidierende Erlebnisse auftauchten, wird in der Supervision die Idee entwickelt, eine

EMDR mit mehreren Situationen durchzuführen, um dadurch eine generalisierte Verarbeitung zu ermöglichen. In der nächsten Sitzung sammeln wir die verschiedenen Situationen und wählen insgesamt zehn typische und besonders belastende Situationen aus. Wir führen zwei bis drei Sets pro Erlebnis durch. Innerhalb dieses Prozesses steigt die Anspannung und Belastung stark an, gleichzeitig verändert sich gegen Ende die Bewertung des positiven Gedankens „Ich bin liebenswert“, indem die Patientin diesen als stimmiger einordnet (VoC=6). Sie entwickelt für sich die Sichtweise „Ich bin gut/Ich bin okay, so wie ich bin“.

Die Patientin erlebt die Sitzung als sehr wertvoll, da ihr durch das umfassende Erleben bewusst wurde, wie schlimm diese Erfahrungen für sie waren und wie sehr sie bis heute auch noch darunter leidet. Auch die Anerkennung der Häufigkeit und Diversität der Erniedrigungen ermöglichten ihr eine andere Sichtweise. Es fand eine kognitive Umbewertung statt von dem ursprünglichen Gedanken „Ich bin falsch“ hin zu „Das, was mir angetan wurde, war falsch“. Diese Anerkennung und Akzeptanz verstärkt ihre Traurigkeit, gleichzeitig führt dies zu einer Entlastung.

Zur zusammenfassenden Einordnung ihrer Verhaltens- und Erlebensmuster entwickeln wir ein individuelles schematherapeutisches Modus-Modell. Das Integrieren schematherapeutischer Elemente ist eine wertvolle Ergänzung und hilft der Patientin, die erlebten elterlichen Beschimpfungen und Bestrafungen zusammenzufassen und daraus ihr aktuelles Verhalten (Vermeidung von Gefühlen, zurückstellen eigener Bedürfnisse, sich anpassen) nachzuvollziehen. Der Modus der gesunden Erwachsenen hilft ihr bei der Entwicklung einer positiven Perspektive.

In der Folge ist ein Prozess der Abnabelung von ihrem Elternhaus (telefonierte nun nicht mehr täglich mit ihrer Mutter) und der Entwicklung von Autonomie zu beobachten. Frau W. stellt eigene Wünsche und Bedürfnisse mehr in den Vordergrund. Beispielsweise trifft sie für sich die wichtige Entscheidung, wie und wo sie in Zukunft wohnen und leben möchte, unabhängig von den Erwartungen ihrer Familie. Darüber hinaus wird Frau W. auch körperlich aktiver und entwickelt weitere persönliche Werte und Ziele. Diese positiven Veränderungen sind auch im Kontakt deutlich zu spüren, sie spricht lauter und energischer, lächelt mehr und wirkt deutlich aufgehellter und energievoller. Die erste Intervallbehandlung ist damit beendet. Zum Zeitpunkt der Fertigstellung dieses Buches steht die Bearbeitung eines weiteren Clusters mit demselben Täter aus sowie eine gezielte Bearbeitung der Zwangssymptomatik und die Rückfallprophylaxe depressiver Phasen.

Selbstreflexion von Frau W. zum Therapieprozess:

*„Die Traumaexpositionen sind unbeschreiblich anstrengend, aufwühlend, quälend. Aber ich weiß, dass ich das Erlebte nur so verarbeiten kann. ‚Wenn es einen anderen Weg*

*geben würde, würde ich Ihnen das ersparen', haben Sie zu Beginn der Therapie gesagt. Während des Prozesses kann ich beobachten, dass mein Gehirn beginnt zu verarbeiten. Das laute Lesen des Traumaberichts wird flüssiger, je öfter ich ihn lese. Die Belastung nimmt langsam ab. Es ist immer noch nicht leicht, die Erinnerungen zu haben, aber es wird besser, mit ihnen zu leben. Es kommen auch Gefühle hinzu, die neu sind in diesem Zusammenhang. Vor allem die Trauer ist neu, und es hat auch im Therapieprozess lange gedauert, bis ich Trauer zulassen konnte. Ich merke das erste Mal, wie schlimm es war, was er mit mir gemacht hat. Ich kann darüber weinen. Ich kann zu mir sagen: ‚Ja, das war schlimm. Das war brutal. Das war schmerzhaft. Das war unbegreiflich.' Zu Beginn der Therapie konnte ich das nicht. Erst durch das Aussprechen konnte ich diese Gedanken zulassen und es auch betrauern. [...]*

*Ich habe mich in dieser ganzen schweren Therapiezeit nicht ein einziges Mal selbst verletzt. Ich habe gelernt, mit Dissoziation umzugehen. Ich habe gelernt, über die schlimmsten Dinge, die mir passiert sind, zu sprechen, die Scham und die Angst davor langsam zu überwinden. Ich habe gelernt, meinen Körper besser zu behandeln und mir selbst zur Seite zu stehen. Ich habe gelernt, dass es sich lohnt, Vertrauen zu investieren. Ich freue mich immer, wenn ich ein ‚Sie sind super im Prozess' gesagt bekomme, das gibt mir Mut weiterzumachen. Mut habe ich auch viel gebraucht in der Therapie und brauche ich immer noch. Mut und Kraft und Durchhaltevermögen und Geduld und Vertrauen, auch in mich selbst. Diese guten und hilfreichen Eigenschaften gehören zu mir. Auch das habe ich gelernt.*

*Ich habe Dinge erreicht, von denen ich vor einem Jahr noch dachte, dass ich sie niemals erreichen werde. Das erste Mal richtig gemerkt habe ich das, als ich gelernt habe, den Täternamen auszusprechen. Das war einer meiner Klick-Momente. Ich kann das. Es ist unmöglich zu beschreiben, wie quälend es am Anfang war, diesen Namen auszusprechen. Aber ich habe es gelernt, ich habe ein unerreichbares Ziel erreicht. Manchmal weine ich darüber, weil ich stolz auf mich bin, dass ich das geschafft habe.*

*Diese Therapie ist Schwerstarbeit. Sie ist anstrengend, erschöpfend, manchmal zerreißt sie mich, und oft denke ich, dass ich das nicht schaffe. Aber diese Therapie ist auch ein Ort, an dem ich mich sicher fühle, an dem ich ernst genommen werde, alles sagen darf, nicht verurteilt werde, neue Erfahrungen sammle, an dem mir geholfen wird, ein Ort der Erfolge, ein Ort, an dem ich sein darf. Und das ist sehr stärkend.*

*Ich bin zuversichtlich, hoffnungsvoll und dankbar."*

## 8.3 Diskussion und zusammenfassende Bewertung

### Fall 1: Bungalowbrand

Bei diesem sehr schweren Typ-I-Trauma wird die Wirkweise der verschiedenen Stufen deutlich:

- In der *Stabilisierungsphase* gelingt es dem Patienten, seine starke Anspannung herunterzufahren.
- Bei der *Vermittlung des Therapierationals* wird die Hoffnung auf einen Therapieerfolg gestärkt, es entsteht ein Gefühl der Machbarkeit beim Patienten.
- Bei der *Exposition in sensu* kann der Patient den Ablauf der Geschehnisse prägnant und in einer logischen Zeitabfolge aufschreiben. Notwendige Voraussetzung dafür war die Durchführung einer genauen KTE. Bei der Durchführung konzentriert er sich auf die Gefühlsaktivierung, seine Belastung steigt in den ersten Durchgängen, dann habituiert er sehr gut. Sensorische Informationen werden in ein kognitiv kontrolliertes Narrativ eingebettet und durch Wiederholung bekannt gemacht. Auch dadurch wird die überaktive Amygdala gehemmt.
- Die *Exposition in vivo* sollte normalerweise nicht vor der Bearbeitung der Emotionen mit EMDR stattfinden. Die Gefahr ist zu groß, dass alte, bisher nicht erkannte Traumata aus der Vergangenheit auftauchen, diesen Prozess stören und eine Habituation verhindern. In diesem Fall führen jedoch Sachzwänge dazu. Da der Patient eine stabile Persönlichkeitsstruktur aufweist und bei der Exploration keine früheren Traumata auftauchen, ist es zu verantworten. Es kommt zu einer starken Gefühlsaktivierung gefolgt von einer befreienden Habituation. Auch für die Therapeutin ist es sehr emotional und belastend. Die Konzentration auf ihre Arbeitsaufgabe und die Anwendung eigener Distanzierungstechniken machen es ihr möglich, diesen Schritt erfolgreich anzuwenden.
- Im *EMDR* erlebt der Patient ein effektives nochmaliges Durcharbeiten der Geschehnisse, wodurch er später mehr Distanz schaffen kann zwischen sich und dem Ereignis. Das *Symbol* spielt eine große Rolle bei ihm und beschäftigt ihn auch danach lange. Das therapeutische Potential, das in der Arbeit mit dem Symbol steckt, wird deutlich. Sein Schuldgefühl relativiert sich.
- In der Nachbesprechung wird das Thema Schuld weiterbearbeitet und er kann sich, auch mit dem Bild des Symbols, bestmöglich davon distanzieren.

### Fall 2: sexueller Missbrauch durch einen Familienangehörigen

Schon zu Beginn der Therapie wird deutlich, dass die Patientin ähnlich wie viele andere Traumpatientinnen schlechte therapeutische Vorerfahrungen gemacht hat. Immer wieder ist festzustellen, dass besonders bei gravierenden traumatischen Erlebnissen, wie z. B. Opfer eines satanischen Zirkels gewesen zu sein, Therapeutinnen am Wahrheitsgehalt der geschilderten Erlebnisse zweifeln. Nicht selten sind das unseres Erachtens Vermeidungstendenzen der Therapeutinnen, um sich nicht mit so extremen Geschehnissen beschäftigen zu müssen. Die therapeutische Haltung, nicht darüber zu reden und stattdessen langfristig an der Stabilisierung zu arbeiten, macht die Opfer dieser Traumata unzufrieden, frustriert sie und raubt ihnen die Hoffnung auf Heilung.

Besonders in der KTE und der Exposition in sensu imponiert der schwere innere Kampf der Patientin, der sie viel Überwindung kostet, um sich mit ihren Erlebnissen auseinanderzusetzen. Es gelingt ihr durch absolut konsequente Führung und Begleitung der Therapeutin, die dysfunktionalen Lösungen ihrer Probleme, vor allem ihre Flucht in die Dissoziation, aufzugeben. Das zielführende gute Zusammenspiel von Expositionstechniken und EMDR wird besonders an dem Punkt deutlich, an dem es gelingt, lebensgeschichtlich relevante behindernde Vorerfahrungen in der Arbeit mit dem SBK aufzudecken und bearbeiten zu können. Dabei ist nicht immer ein striktes Vorgehen allein mit den sieben Stufen für einen guten Prozess nötig; andere therapeutische Ansätze, wie hier die Schematherapie, können gewinnbringend mit eingesetzt werden.

Dieses Beispiel zeigt deutlich, welche Kraftanstrengungen von der Patientin und der Therapeutin nötig sind, um das Ziel bei einer komplexen PTBS zu erreichen: mit dem Trauma ohne Vermeidung mit radikaler Akzeptanz leben lernen, einen eigenen Weg finden und diesen gehen. In einem Fall wie diesem kann man kaum in einem Behandlungsabschnitt alle Traumata aufarbeiten. Daher ist eine Intervallbehandlung mit dem SBK oft eine gute Strategie. Nach Beendigung eines Behandlungsabschnitts kann die Patientin die neu gewonnenen Freiheiten und Erkenntnisse in ihrem Alltag ausprobieren. Für einen weiteren Behandlungsabschnitt zu einem neuen Cluster wird ein fester Termin vereinbart. Dadurch können Patientinnen mit der Sicherheit leben, sich auf dem richtigen Weg der Traumabewältigung zu befinden.

Bei der Traumabewältigung ist oft der Weg das Ziel, um aus der Rolle des passiven Opfers hinauszukommen und die einer aktiven Überlebenden zu übernehmen.

Diesen Weg auch ohne die direkte Hilfe der Therapeutin nach den ersten Erfolgserlebnissen (besonders KTE und Exposition in sensu) zu gehen, ist typisch für Behandlungen mit dem SBK. Die Patientinnen arbeiten im Verlaufe der Behandlung und nach deren Ende immer selbständiger an der Lösung der Probleme, die durch die Traumatisierung verursacht wurden.

Die Patientinnen werden mit fortschreitender Behandlungsdauer mehr und mehr zu Expertinnen ihrer eigenen Störung und vor allem zu Expertinnen für die am besten geeigneten Traumabewältigungsmöglichkeiten. In Phase 7 machen die Patientinnen oft Vorschläge, wie ihrer Meinung nach am besten noch bestehende Restprobleme anzugehen sind. Es ist sinnvoll und empfehlenswert, die Patientinnen direkt zu fragen, was sie selbst glauben, was ihnen jetzt am besten helfen würde.

Die Behandlung bietet durch die Kombination der Methoden den Patientinnen die Möglichkeit, das Trauma kognitiv, emotional und physiologisch zu verarbeiten. In **Tabelle 8-2** ist die angenommene Wirksamkeit der Methoden auf diesen drei Ebenen dargestellt.

**Tabelle 8-2:** Angenommene Wirksamkeit der Methoden

| Methode | kognitiv | emotional | physiologisch |
|---|---|---|---|
| Stabilisierungsübungen (Phase 1) | | x | xx |
| Progressive Muskelentspannung (Phase 1) | | | xx |
| Therapierational (Phase 2) | xx | | |
| Kontrollierte Traumaexposition (KTE) (Phase 3) | xx | x | |
| Exposition in sensu (Phase 4) | | xx | xx |
| EMDR (Phase 5) | x | xx | x |
| Exposition in vivo (Phase 6) | | | xx |
| Nachbesprechung (Phase 7) | xx | | |
| x = wirksam; xx = stark wirksam | | | |

Bei der Kombination der verschiedenen Methoden ergeben sich entsprechende Rückkopplungen. So lösen beispielsweise die Expositionsverfahren Emotionen aus, die im EMDR bearbeitet werden können. Jede Intervention löst einerseits bestimmte Probleme und ergibt andererseits diagnostische Hinweise, die mithilfe einer anderen Intervention des SBK effektiver anzugehen sind. Die therapeutischen Effekte des SBK beruhen nicht nur auf der empirisch nachgewiesenen

Wirksamkeit der Einzelmethoden, sondern bestehen besonders in ihrem Zusammenwirken, ihren Rückkopplungseffekten, dem Sich-gegenseitig-Befruchten. Die Gesamtheit und Kombination der Phasen 1 bis 7 ist mehr als die Summe der einzelnen Phasen für sich genommen. Nach unseren Erfahrungen ist keine der Therapiemethoden allein in der Lage, die gleichen Therapieergebnisse zu erreichen wie die im SBK durchgeführte Kombination.

# 9 Therapiesetting in der Arbeit mit dem SBK

Das übliche ambulante Setting von einer Therapiestunde pro Woche bietet nicht die optimale Voraussetzung für die Durchführung des SBK. Für die Interventionen KTE, Exposition in sensu und EMDR sind jeweils mindestens Doppelstunden anzusetzen. Es wäre sehr ungünstig, eine dieser Interventionen zu unterbrechen, wenn man sie noch nicht regulär beenden konnte. Die Patientinnen sollen nicht entlassen werden, wenn sie sich noch auf einem hohen Anspannungs- und Erregungsniveau befinden. Das gesamte KTE-Protokoll, einschließlich der Wiedergabe durch die Therapeutin, soll in einem Ablauf geschehen. Auch die Exposition in sensu und die EMDR sollen möglichst erst beendet werden, wenn eine Habituation eingetreten ist. Sollte es einmal nicht möglich sein, in einer geplanten Behandlungseinheit zu diesem Punkt zu kommen, ist eine Distanzierungs- und Abschlussübung indiziert, z.B. die Tresorübung oder die Lichtstromübung (siehe Zusatzmaterialien).

Für die Interventionen bei der Exposition in vivo müssen, wie bei der Expositionsarbeit üblich, mehrfach 3 bis 5 Stunden eingeplant werden.

# 10 Therapiematerialien

## 10.1 Instruktion zu KTE

„Heute wollen wir uns gemeinsam anschauen, was damals passiert ist. Ich möchte Sie bitten, mir zu erzählen, was sich an diesem Tag ... [Datum nennen] genau abgespielt hat, damit ich mir vorstellen kann, was Ihnen geschehen ist. Es ist ähnlich, wie wenn Sie mit einem möglicherweise gebrochenen Arm zu einer ärztlichen Untersuchung gehen. Dann muss der Arzt Sie zunächst einmal röntgen, damit er feststellen kann, ob der Arm wirklich gebrochen ist und wie der Bruch verläuft. Erst dann kann er entsprechende Therapiemaßnahmen einleiten. Hier ist es genauso. Erst wenn ich mir genau vorstellen kann, was Ihnen passiert ist, können wir gemeinsam überlegen, welche Therapieschritte für Sie zur Bewältigung Ihres Traumas die geeigneten sind.

Ich möchte Sie noch einmal darauf hinweisen, dass Sie heute hier ganz sicher sind und dass wir uns hier gemeinsam an dieses schlimme Ereignis zurückerinnern. Was war das damals für ein Tag, der ... [Datum nennen]?“

## 10.2 Instruktion zu Exposition in sensu

### 10.2.1 zur Erstellung des Traumadrehbuchs

„Die folgende Methode kann Ihnen helfen, Ihre starken Gefühle, die Sie oft übermannen, wenn Sie an das Ereignis denken, besser in den Griff zu bekommen.

Zunächst müssen wir ein so genanntes Traumadrehbuch erstellen. Darin schreiben wir das Ereignis von damals so auf, als geschähe es jetzt in diesem Moment. Also in der Ich-Form und in der Gegenwart. Wir beginnen an dem Punkt, als noch alles normal war, als Sie noch nicht wussten, dass etwas Schlimmes passieren würde. Dann kommen wir zu dem Punkt, an dem Sie merkten, dass etwas Außergewöhnliches, Unkontrollierbares, Schlimmes geschah. Und danach beschreiben wir den Fortgang über alle Punkte, an denen Sie in Gefahr waren und (Todes-) Angst hatten, den so genannten Hot Spots bis zum Ende, an dem Sie wieder sicher waren."

### 10.2.2 Traumadrehbuch

Für die Erstellung des Traumadrehbuchs werden die Informationen aus der KTE genutzt. Der Patient erstellt das Drehbuch in der Ich-Form und im Präsens. Die Hot Spots nummeriert der Therapeut im Text farbig. Folgende Informationen müssen enthalten sein:

- definierter Punkt, an dem alles noch normal war
- exakt benannter Punkt, ab dem dem Betroffenen klar wurde, dass etwas außergewöhnlich Schlimmes, Unkontrollierbares begann
- ein oder mehrere „Hot Spots" mit extremer Stressbelastung, Hilflosigkeit und (Todes-) Angst (in der Regel 10 bis 15 Hot Spots)
- definierter Endpunkt, an dem die Gefahr vorüber und der Betroffene wieder in Sicherheit war.

### 10.2.3 zur Durchführung der Exposition in sensu

„Ich werde Ihnen nun die Geschichte vorlesen. Bitte lehnen Sie sich entspannt zurück und achten Sie genau auf Ihre Reaktionen. Nehmen Sie Ihre Gefühle nur wahr und versuchen Sie nicht, sie zu verändern. Versuchen Sie auch nicht, sich abzulenken, und damit die Aktivierung von belastenden Gedanken und Gefühlen zu vermeiden. Ziel ist es, dass Sie die Entwicklung Ihrer Empfindungen spüren und mir mitteilen. Wir überprüfen diese Entwicklung mit einer Skala der Belastung von 0 bis 10. 0 bedeutet neutral oder keine Belastung, 10 bedeutet die für Sie maximale Belastung. An jedem der von uns gemeinsam festgelegten Hot Spots werde ich Sie kurz nach dem Belastungswert fragen, ihn in eine Liste eintragen und dann weiterlesen. Wir werden zwischendurch nicht reden, sondern nach Beendigung des ersten Durchgangs wiederholen wir das Ganze, nur dass Sie diesmal vorlesen und mir immer die Belastungswerte an den entsprechenden Stellen nennen. Wir werden so viele Durchgänge wiederholen, bis wir entscheiden können, ob und wie Ihnen diese Methode geholfen hat, Ihre empfundene Belastung zu reduzieren."

- Information geben, dass das Erregungsniveau anfangs steigt.
- Patient soll versuchen, *entspannte Haltung* einzunehmen.
- Anweisung, *genau auf die eigenen Reaktionen zu achten.* Patient soll nicht versuchen, sich abzulenken und es sich so einfacher zu machen. Ziel ist es, die negativen und belastenden Gedanken und Gefühle zu aktivieren.
- Therapeut liest Traumadrehbuch vor.
- Patient *stuft* jeweils an den Hot Spots kurz *seine Belastung ein.*
- (SUD-Skala von 0 bis 10, 0=neutral, 10=maximale Belastung). Therapeut notiert diese in dem Traumadrehbuch-Belastungsschema.
- Anschließend liest der Patient das Traumadrehbuch vor und diktiert dem Therapeuten seine Belastungswerte.
- Sofort danach *Wiederholung des abwechselnden Vorlesens.*
- In der Regel *insgesamt 12 bis 15 Durchgänge* bis zum Nachlassen der Belastung.
- Im Anschluss daran sollen die Patienten die Gelegenheit haben, *über ihre Gefühle während der Exposition zu reden.*

## 10.3 Instruktion zu EMDR

„Heute wollen wir mit der Traumabearbeitung fortfahren und uns auf Ihre negativen, auf sich selbst bezogenen Gedanken und die damit zusammenhängenden Gefühle konzentrieren. Dazu verwenden wir die Methode EMDR. Ich möchte Ihnen kurz erklären, was das ist und wie diese Methode funktioniert.

Beim EMDR arbeiten wir mit Augenbewegungen, die bei Ihnen beide Hirnhälften stimulieren. Sie haben sicher schon einmal von den REM-Schlafphasen gehört. Wenn wir intensiv träumen, bewegen sich unsere Augen schnell hin und her. Dabei wird häufig unbearbeitetes Material weiterverarbeitet. Durch die über die Augenbewegungen geförderte beidseitige Hirnstimulation kann eine Weiterverarbeitung der Traumabilder und -gefühle erreicht werden.

Normalerweise funktionieren wir Menschen so, dass wir entstehende Probleme, die uns in ein Ungleichgewicht bringen, mit unseren eigenen Kräften lösen, um so schnell wie möglich wieder in einen angenehmen Zustand des Gleichgewichts zu gelangen. Wenn es beispielsweise jetzt hier im Raum zu kalt wird, stehe ich automatisch auf und schließe das Fenster. Oder wenn wir uns verletzen und eine blutende Wunde haben, heilt der Körper diese Störung mit seinen eigenen Selbstheilungskräften, indem er eine Kruste bildet. Die Blutung wird gestillt, und die Wunde heilt aus.

Bei traumatischen Ereignissen versagen häufig diese Selbstheilungskräfte, bzw. sie sind überfordert. Das traumatische Erlebnis bleibt in seiner ursprünglichen Form mit den Gefühlen der totalen Hilflosigkeit im Gehirn wie eingefroren. Jedes Mal, wenn wir an das Ereignis erinnert werden, stoßen wir wie an einen Stein, erleben wieder die gleichen Gefühle, sind hilflos und können uns nicht adäquat verhalten. Die traumatische Erfahrung wurde, wie inzwischen wissenschaftlich nachgewiesen ist, hauptsächlich in der rechten Gehirnhälfte gespeichert. Diese ist der Sitz des emotionalen Gedächtnisses. Das heißt, wir erinnern uns hauptsächlich emotional an das Ereignis und sind weniger in der Lage, unseren gesunden rationalen Verstand für die Verarbeitung des Traumas einzusetzen. Dafür sind nämlich die linke Gehirnhälfte und übergeordnete Hirnzentren zuständig. Durch die mit EMDR ausgelösten Augenbewegungen wird, vereinfacht gesprochen, die rechte mit der linken Gehirnhälfte gekoppelt. Dadurch kommen wir in die Lage, uns von der Angst und Hilflosigkeit zu distanzieren und übergeordnete, für das logische Denken zuständige Hirnzentren in die Suche nach Bewältigungsmöglichkeiten mit einzubeziehen. So kommt es beim EMDR dann oft zu plötzlichen Erleichterungen und dem Auffinden überraschender Lösungen. Ihre Aufgabe ist eine ganz einfache: Sie brauchen nichts zu tun, als sich innerlich zurückzulehnen und zu beobachten, was geschieht. Sie brauchen nichts zu leisten, Sie sollen nichts bewusst beeinflussen oder verändern. Lassen Sie geschehen, was geschieht. Sie können nichts falsch machen, nur beobachten, woran Ihre Selbstheilungskräfte gerade arbeiten, und mir das dann mitteilen. Es ist, als ob Sie in einen Zug einsteigen und aus dem Fenster schauen, wie die Landschaft an Ihnen vorbeizieht. Da können Sie auch nicht beeinflussen, ob jetzt ein Dorf kommt oder ein Wald oder ein Fluss. Sie beobachten nur Ihre aufkommenden Gedanken, Gefühle und damit zusammenhängenden Körperreaktionen."

## 10.4 Instruktion zu Exposition in vivo

„Für eine vollständige Traumabewältigung ist es wichtig, dass Sie es wieder schaffen, an den Ort des Geschehens zurückzugehen und erleben, dass Sie da bestehen können.

Der Unfallort, der für Sie ein Ort des Grauens ist, wurde in Ihrer Erfahrung so abgespeichert, als sei er ein gefährlicher Ort, an den es besser ist, nicht mehr hinzugehen. Sie haben gelernt, diesen Ort zu meiden, weil Sie Angst haben, dass dort wieder etwas Schreckliches passieren könnte bzw. dass Sie es dort nicht aushalten könnten oder Ihnen gar etwas Schlimmes passiert. Vielleicht sagen Sie sich ja auch, dass Sie doch gar nicht wieder dahin müssen, Sie auch so ganz gut zurechtkommen. Das Problem dabei ist nur, wenn Sie den Unfallort in Zukunft weiter meiden, haben Sie immer im Hinterkopf, dass Sie einer Aufgabe ausweichen, einen Schritt noch nicht geschafft haben. Diese Angst nicht überwunden zu haben, kann dann der Ausgangspunkt für das Entstehen weiterer Unzulänglichkeitsgefühle und Ängste werden, die Sie in Ihrem Leben weiter behindern. Außerdem gibt es immer wieder Orte, die mit dem Unfallort Ähnlichkeiten aufweisen, Sie an das Geschehen erinnern, und die Sie dann auch meiden müssen. Wenn Sie unvorbereitet mit ähnlichen Orten wie dem Unfallort konfrontiert werden, können Sie von Ihren Gefühlen so übermannt werden, dass es schwierig wird, handlungsfähig zu bleiben.

Deswegen ist es sinnvoller, geplant und vorbereitet an den Unfallort zu gehen und sich dort den Gefühlen zu stellen, die mit diesem Ort zusammenhängen. Sie haben bisher schon so viele mutige und erfolgreiche Schritte der Traumabewältigung unternommen, dass Sie alle Voraussetzungen haben, um von der Konfrontation mit dem Unfallort zu profitieren.

Sie werden dort wahrscheinlich zunächst starke Gefühle der Anspannung und Angst erleben. Wenn Sie aber nicht fliehen, sondern dort stehen bleiben, werden Sie erleben, wie Sie immer ruhiger und gelassener werden, und Sie werden erkennen, dass dieser Ort kein gefährlicher Ort ist, sondern einer, an dem einmal etwas Schreckliches passiert ist, der Sie traurig stimmt, aber an dem Sie es aushalten können. Später können Sie dann immer wieder, wenn Sie es wollen und sich bewusst an das Ereignis erinnern wollen, dahin zurückgehen, ohne Angst davor zu haben, von negativen Gefühlen überflutet zu werden. Wenn Sie einmal an einem anderen, ähnlichen Ort sind, der sie an den Unfallort erinnert, werden Sie nach diesem Schritt dann ruhiger, gelassener und souveräner reagieren können.“

## 10.5 Erstellung einer Traumalandkarte

Erstellen Sie mit dem Patienten eine Skizze des Unfallortes.

Der Patient zeichnet darin ein, wo er/sie sich befand, als das Unglück geschah.

Weitere markante Punkte:

- Wo befanden sich der/die Täter?
- Wo kamen Personen ums Leben?
- Wo wurden Personen verletzt?
- Andere relevante Punkte?

## 10.6 Anleitung zur Durchführung der Exposition in vivo

Begleiten Sie den Patienten zu der für ihn schlimmsten Stelle.

„Hier ist die für Sie ganz schlimme Stelle. Ich bitte Sie nun, hier stehen zu bleiben und die Gefühle zuzulassen, die durch diesen Ort ausgelöst werden. Nehmen Sie diese Gefühle wahr und versuchen Sie nicht, sich abzulenken. Ich werde mich gleich zurückziehen so, dass Sie mich aber immer noch sehen können. Bleiben Sie bitte hier stehen, bis Ihre Anspannung deutlich nachgelassen hat. Wie hoch ist die Belastung jetzt? [Therapeut notiert den Wert] Bitte geben Sie mir mit der Hand ein Zeichen, wenn Ihre Belastung deutlich nachgelassen hat!"

Nachdem die Belastung nachgelassen hat, gehen Sie wieder zum Patienten:

„Ich werde Sie jetzt zum nächsten Belastungspunkt begleiten, und dort verweilen Sie ebenso, bis die Belastung wiederum deutlich nachgelassen hat."

Nachdem alle relevanten Punkte besucht wurden und der Patient habituiert hat: „Wir gehen jetzt noch einmal zu allen Punkten, und ich mache ein Foto von Ihnen, wie Sie an dieser Stelle ohne Belastung stehen können. Gemeint ist hier Ihre Traumabelastung und nicht Ihre Trauer über den Verlust von ..."

Anschließend können an der Stelle vorher vereinbarte Trauerrituale durchgeführt werden, wie z. B. Blumen hinlegen, ein Gebet sprechen, etwas singen, einen Luftballon mit einem Brief an den Verstorbenen in die Luft steigen lassen, oder ähnliches.

# Hinweise zu Zusatzmaterialien

DOWNLOAD

Sie können für diesen Titel kostenfrei Online-Materialien über unsere Internetseite nach erfolgreicher Registrierung abrufen.

1. Anleitung zur Übung „Wohlfühlort“
2. Anleitung zur „Tresorübung“
3. Anleitung zur „Lichtstromübung“
4. Letzter Check vor Cluster-Arbeit
5. KTE-Protokoll
6. Letzter Check vor KTE
7. Letzter Check vor Exposition in sensu
8. Exposition in sensu Bewertungsschema
9. Explorationsleitfaden EMDR
10. EMDR NK-PK-Liste
11. Letzter Check vor EMDR I: Vorbereitung
12. Letzter Check vor EMDR II: Durchführung
13. Ablaufbeschreibung EMDR für Supervision
14. Letzter Check vor Exposition in vivo
15. SUD-Skala

Nutzen Sie dazu bitte den angegebenen Link und melden Sie sich nach den dort beschriebenen Schritten an. Sie können auf die Materialien über *Mein Konto* zu greifen, indem Sie unter *Meine Zusatzmaterialien* den Code eingeben. Sie werden dann automatisch in den Downloadbereich weitergeleitet.

Link: hgf.io/download
Code: B-ELW6ZT

Wir empfehlen Ihnen, sich die Materialien auf Ihrem Rechner zu speichern, um sie jederzeit und dauerhaft nutzen zu können.

# Literaturverzeichnis


Arbeitsgruppe Stolzenbachhilfe (Hrsg.). (1992). *Nach der Katastrophe. Das Grubenunglück von Borken. Ein Erfahrungsbericht über drei Jahre psychosoziale Hilfe.* Göttingen: Vandenhoeck & Ruprecht.

Augsburger, M. & Maercker, A. (2018). Spezifisch belastungsbezogene psychische Störungen im neuen ICD-11: Ein Überblick. *Fortschritte der Neurologie · Psychiatrie, 86* (03), 156–162. https://doi.org/10.1055/a-0576-6790

Baddeley, A. (2012). Working memory: theories, models, and controversies. *Annual Review of Psychology, 63,* 1–29. https://doi.org/10.1146/annurev-psych-120710-100422

Bambach, S. (o. J.). *Die 5-4-3-2-1-Übung (2003).* Artikel auf der Homage des Instituts für Traumatherapie. Verfügbar unter https://www.traumatherapie.de/users/bambach/hydratext.html

Beesdo-Baum, K., Zaudig, M. & Wittchen, H.-U. (Hrsg.). (2019). *SCID-5-CV – Strukturiertes Klinisches Interview für DSM-5®-Störungen – Klinische Version.* Göttingen: Hogrefe.

Bengel, J. (2003). Notfallpsychologische Interventionen bei akuter Belastungsstörung. In A. Maercker (Hrsg.), *Therapie der posttraumatischen Belastungsstörungen* (S. 185–204). Berlin: Springer.

Bengel, J. & Hubert, S. (2010). *Anpassungsstörung und akute Belastungsstörung.* Göttingen: Hogrefe.

Bettelheim, B. (1980). *Erziehung zum Überleben. Zur Psychologie der Extremsituation.* München: dtv.

Bisson, J. I., Roberts, N. P., Andrew, M., Cooper, R. & Lewis, C. (2013). Psychological therapies for chronic post-traumatic stress disorder (PTSD) in adults. *The Cochrane Database of Systematic Reviews*, Issue 12, CD003388. https://doi.org/10.1002/14651858.CD003388.pub4

Bisson, J. I., Ehlers, A., Matthews, R., Pilling, S., Richards, D. & Turner, S. (2007). Psychological treatments for chronic post-traumatic stress disorder: systematic review and meta-analysis. *British Journal of Psychiatry, 190* (2), 97–104. https://doi.org/10.1192/bjp.bp.106.021402

Böhm, K. (2016). *EMDR in der Psychotherapie der PTBS: Traumatherapie praktisch umsetzen.* Berlin: Springer. https://doi.org/10.1007/978-3-662-47893-6

Bremner, J. D., Scott, T. M., Delaney, R. C., Southwick, S. M., Mason, J. W., Johnson, D. R. et al. (1993). Deficits in short-term memory in posttraumatic stress disorder. *The American Journal of Psychiatry, 150* (7), 1015–1019. https://doi.org/10.1176/ajp.150.7.1015

Bremner, J. D., Vythilingam, M., Vermetten, E., Southwick, S. M., McGlashan, T., Nazeer, A. et al. (2003). MRI and PET study of deficits in hippocampal structure and function in women with childhood sexual abuse and posttraumatic stress disorder. *American Journal of Psychiatry, 160* (5), 924–932. https://doi.org/10.1176/appi.ajp.160.5.924

Brewin, C.R., Kleiner, J.S., Vasterling, J.J. & Field, A.P. (2007). Memory for emotionally neutral information in posttraumatic stress disorder: a meta-analytic investigation. *Journal of Abnormal Psychology, 116* (3), 448–463. https://doi.org/10.1037/0021-843X.116.3.448

Brewin, C.R., Cloitre, M., Hyland, P., Shevlin, M., Maercker, A., Bryant, R.A. et al. (2017). A review of current evidence regarding the ICD-11 proposals for diagnosing PTSD and complex PTSD. *Clinical Psychology Review, 58*, 1–15. https://doi.org/10.1016/j.cpr.2017.09.001

Casada, J.H. & Roache, J.D. (2005). Behavioral inhibition and activation in posttraumatic stress disorder. *Journal of Nervous and Mental Disease, 193* (2), 102–109. https://doi.org/10.1097/01.nmd.0000152809.20938.37

Chen, Y.R., Hung, K.W., Tsai, J.C., Chu, H., Chung, M.H., Chen, S.R. et al. (2014). Efficacy of eye-movement desensitization and reprocessing for patients with post-traumatic-stress disorder: a meta-analysis of randomized controlled trials. *PLoS ONE, 9*, e103676. https://doi.org/10.1371/journal.pone.0103676

Cloitre, M., Shevlin, M., Brewin, C.R., Bisson, J.I., Roberts, N.P., Maercker, A. et al. (2018). The International Trauma Questionnaire: development of a self-report measure of ICD-11 PTSD and Complex PTSD. *Acta Psychiatrica Scandinavica, 138* (6), 536–546. https://doi.org/10.1111/acps.12956

Cohen, B.E., Neylan, T.C., Yaffe, K., Samuelson, K.W., Li, Y. & Barnes, D.E. (2013). Posttraumatic stress disorder and cognitive function: findings from the Mind Your Heart Study. *The Journal of Clinical Psychiatry, 74* (11), 1063–1070. https://doi.org/10.4088/JCP.12m08291

Connor, K.M. & Davidson, J.R. (1999). Further psychometric assessment of the TOP-8: a brief interview-based measure of PTSD. *Depression and Anxiety, 9* (3), 135–137. https://doi.org/10.1002/(SICI)1520-6394(1999)9:3<135::AID-DA6>3.0.CO;2-A

Cusack, K., Jonas, D.E., Forneris, C.A., Wines, C., Sonis, J., Middleton, J.C. et al. (2016). Psychological treatments for adults with posttraumatic stress disorder: a systematic review and meta-analysis. *Clinical Psychology Review, 43*, 128–141. https://doi.org/10.1016/j.cpr.2015.10.003

Davidson, J.R. & Foa, E.B. (Hrsg.). (1993). *Posttraumatic stress disorder: DSM-IV and beyond*. Washington, D.C: American Psychiatric Press.

Davidson, P. & Parker, K. (2001). Eye movement desensitization and reprocessing (EMDR): a meta-analysis. *Journal of Consulting and Clinical Psychology, 69*, 305–316. https://doi.org/10.1037/0022-006X.69.2.305

De Bellis, M.D., Hall, J., Boring, A.M., Frustaci, K. & Moritz, G. (2001). A pilot longitudinal study of hippocampal volumes in pediatric maltreatment-related posttraumatic stress disorder. *Biological Psychiatry, 50* (4), 305–309. https://doi.org/10.1016/S0006-3223(01)01105-2

Department of Veterans Affairs. (2017). *VA/DoD Clinical practice guideline for the managment of posttraumatic stress disorder and acute stress disorder* [Broschüre]. Washington D. C.: Author.

Devilly, G.J. & Spence, S.H. (1999). The relative efficacy and treatment distress of EMDR and a cognitive-behavior trauma protocol in the amelioration of post traumatic stress disorder. *Journal of Anxiety Disorders, 13* (1–2), 131–157. https://doi.org/10.1016/S0887-6185(98)00044-9

Doering, S., Ohlmeier, M.C., de Jongh, A., Hofmann, A. & Bisping, V. (2013). Efficacy of a trauma-focused treatment approach for dental phobia: a randomized clinical trial. *European Journal of Oral Sciences, 121* (6), 584–593. https://doi.org/10.1111/eos.12090

Downar, J., Crawley, A.P., Mikulis, D.J. & Davis, K.D. (2002). A cortical network sensitive to stimulus salience in a neutral behavioral context across multiple sensory modalities. *Journal of Neurophysiology, 87* (1), 615–620. https://doi.org/10.1152/jn.00636.2001

Ehlers, A. (1999). *Posttraumatische Belastungsstörung*. Göttingen: Hogrefe.

Ehlers, A. & Clark, D.M. (2000). A cognitive model of posttraumatic stress disorders. *Behaviour Research and Therapy, 15* (3), 249–275. https://doi.org/10.1016/S0005-7967(99)00123-0

Ehlers, A., Steil, R., Winter, H. & Foa, E.B. (1996). *Deutsche Übersetzung der Posttraumatic Stress Diagnostic Scale (PDS).* Oxford: University, Warneford Hospital.

Falconer, E., Allen, A., Felmingham, K.L., Williams, L.M. & Bryant, R.A. (2013). Inhibitory neural activity predicts response to cognitive-behavioral therapy for posttraumatic stress disorder. *Journal of Clinical Psychiatry, 74* (9), 895–901. https://doi.org/10.4088/JCP.12m08020

Figley, C.R. (2002). Compassion fatigue: psychotherapists' chronic lack of self-care. *Journal of Clinical Psychology, 58* (11), 1433–1441. https://doi.org/10.1002/jclp.10090

Flatten, G., Gast, U., Hofmann, A., Knaevelsrud, Ch., Lampe, A., Liebermann, P. et al. (2011). S3-Leitlinie Posttraumatische Belastungsstörung. *Trauma & Gewalt, 3,* 202–210.

Foa, E.B. (1997). Trauma and women: course, predictors, and treatment. *Journal of Clinical Psychiatry, 58* (Suppl. 9), 25–28.

Foa, E.B. (2001). *A comparison of prolonged exposure and prolonged exposure plus cognitive restructuring in female assault victims with PTSD: preliminary findings.* Paper presented at the World Congress of Cognitive and Behavior Therapy, Vancouver, British Columbia.

Foa, E.B. & Rothbaum, B.O. (2003). Posttraumatische Belastungsstörungen. In J. Margraf (Hrsg.), *Lehrbuch der Verhaltenstherapie* (Band 2, S. 107–121). Berlin: Springer.

Foa, E.B., Gillihan, S.J. & Bryant, R.A. (2013). Challenges and successes in dissemination of evidence-based treatments for posttraumatic stress: Lessons learned from prolonged exposure therapy for PTSD. *Psychological Science in the Public Interest, 14* (2), 65–111. https://doi.org/10.1177/1529100612468841

Foa, E.B., Hembree, E.A. & Rothbaum, B.O. (2014). *Handbuch der prolongierten Exposition. Basiskonzepte und Anwendung.* Lichtenau: GP Probst.

Foa, E.B., Keane, T.M., Friedman, M.J. & Matthews, J. (2000). *Effective treatments for PTSD: practice guidelines from the International Society for Traumatic Stress.* New York: The Guilford Press.

Foa, E.B., Rothbaum, B.O., Riggs, D.S. & Mordock, T.B. (1991). Treatment of posttraumatic stress disorder in rape victims: a comparison between cognitive behavioral procedures and counseling. *Journal of Consulting and Clinical Psychology, 59* (5), 715–723. https://doi.org/10.1037/0022-006X.59.5.715

Foa, E.B., Dancu, C.V., Hembree, E.A., Jaycox, L.H., Meadows, E.A. & Street, G.P. (1999). A comparison of exposure therapy, stress inoculation training, and their combination for reducing posttraumatic stress disorder in female assault victims. *Journal of Consulting and Clinical Psychology, 67* (2), 194–200. https://doi.org/10.1037/0022-006X.67.2.194

Fydrich, T., Sommer, G. & Brähler, E. (2007). *F-SozU. Fragebogen zur Sozialen Unterstützung.* Göttingen: Hogrefe.

Gerhardt, A. (2016). Eye movement desensitization and reprocessing vs. treatment-as-usual for non-specific chronic back pain patients with psychological trauma: a randomized controlled pilot study. *Frontiers in Psychiatry, 7,* 201. https://doi.org/10.3389/fpsyt.2016.00201

Geuze, E., Vermetten, E., Kloet, C.S. de, Hijman, R. & Westenberg, H.G.M. (2009). Neuropsychological performance is related to current social and occupational functioning in veterans with posttraumatic stress disorder. *Depression and Anxiety, 26* (1), 7–15. https://doi.org/10.1002/da.20476

Gilbertson, M.W., Shenton, M.E., Ciszewski, A., Kasai, K., Lasko, N.B., Orr, S.P., et al. (2002). Smaller hippocampal volume predicts pathologic vulnerability to psychological trauma. *Nature Neuroscience, 5* (11), 1242–1247. https://doi.org/10.1038/nn958

Grawe, K. (2004). *Neuropsychotherapie.* Göttingen: Hogrefe.

Gschwend, G. (2011). *Notfallpsychologie und Trauma-Akuttherapie: Ein kurzes Handbuch für die Praxis* (3., überarb. u. erg. Aufl.). Bern: Hans Huber.

Hahlweg, K. (2016). *Fragebogen zur Partnerschaftsdiagnostik (FDP)*. Göttingen: Hogrefe.

Hand, I. (2015). Exposition und Konfrontation. In M. Linden & M. Hautzinger (Hrsg.), *Verhaltenstherapiemanual* (8. Aufl., S. 121–129). Berlin: Springer.

Harrer, M.E., Weiss, H. & Clement, U. (2015). *Wirkfaktoren der Achtsamkeit: Wie sie die Psychotherapie verändern und bereichern*. Stuttgart: Schattauer.

Hase, M., Balmaceda, U.M., Hase, A., Lehnung, M., Tumani, V., Huchzermeier, C., et al. (2015). Eye movement desensitization and reprocessing (EMDR) therapy in the treatment of depression: a matched pairs study in an inpatient setting. *Brain and Behavior, 5*, e00342. https://doi.org/10.1002/brb3.342

Hase, M., Schallmayer, S. & Sack, M. (2008). EMDR Reprocessing of the addiction memory: pretreatment, posttreatment, and 1-month follow-up. *Journal of EMDR Practice and Research, 2* (3), 170–179. https://doi.org/10.1891/1933-3196.2.3.170

Hautzinger, M., Bailer, M., Worall, H. & Keller, F. (1992). *Das Beck-Depressions-Inventar - BDI*. Bern: Huber.

Hayes, J.P., Hayes, S.M. & Mikedis, A.M. (2012). Quantitative meta-analysis of neural activity in posttraumatic stress disorder. *Biology of Mood & Anxiety Disorders, 2* (1), 9. https://doi.org/10.1186/2045-5380-2-9

Hembree, E.A. & Foa, E. (2003). Intervention for trauma-related emotional disturbances in adult trauma victims. *Journal of Traumatic Stress, 16* (2), 187–199. https://doi.org/10.1023/A:1022803408114

Henning-Fast, K. & Markowitsch, H.-J. (2010). Neuropsychologie der posttraumatischen Belastungsstörung (PTBS). In S. Lautenbacher & S. Gauggel (Hrsg.), *Neuropsychologie psychischer Störungen* (S. 241–284). https://doi.org/10.1007/978-3-540-72340-0_13

Herman, J.L. (1992). Complex PTSD: A syndrome in survivors of prolonged and repeated trauma. *Journal of Traumatic Stress, 5* (3), 377–391. https://doi.org/10.1002/jts.2490050305

Hofmann, A. (2005). *EMDR. Therapie psychotraumatischer Belastungssyndrome*. Stuttgart: Thieme.

Hofmann, A. (Hrsg.). (2014). *EMDR: Praxishandbuch zur Behandlung traumatisierter Menschen* (5. Aufl.). Stuttgart: Thieme.

Horowitz, M.J. (1976). *Stress response syndromes*. New York: Jason Aronson.

Horowitz, M.J. & Reidbord, S.P. (1992). Memory, emotion and the response to trauma. In S.A. Christianson (Ed.), *The handbook of emotion and memory: Research and therapy* (pp. 343–357). Hillsdale: Lawrence Erlbaum Associates.

Horst, H.J. (2015). *Bilaterale visuelle Stimulation beim Eye Movement Desensitization and Reprocessing (EMDR): Experimentelle Überprüfung der Effekte dreier Zielreizgeschwindigkeiten auf kortikale Parameter. Ein Beitrag zur psychotherapeutischen Grundlagenforschung*. Dissertation, Universität zu Köln.

Hoyer, J., Helbig, S. & Margraf, J. (2005). *Diagnostik der Angststörungen*. (Reihe Kompendien Psychologische Diagnostik, Band 8). Göttingen: Hogrefe.

Jacobson, E. (1990). *Entspannung als Therapie. Progressive Relaxation in Theorie und Praxis*. München: Pfeiffer.

Johnsen, G.E. & Asbjørnsen, A.E. (2008). Consistent impaired verbal memory in PTSD: a meta-analysis. *Journal of Affective Disorders, 111* (1), 74–82. https://doi.org/10.1016/j.jad.2008.02.007

Johnson, C.H., Gilmore, J.D. & Shenoy, R.Z. (1982). Use of a feeding procedure in the treatment of a stress-related anxiety disorder. *Journal of Behavior Therapy and Experimental Psychiatry, 13* (3), 235–237. https://doi.org/10.1016/0005-7916(82)90012-X

Kabat-Zinn, J. (2003). Mindfulness-based interventions in context: past, present, and future. *Clinical Psychology: Science and Practice, 10*, 144–156. https://doi.org/10.1093/clipsy.bpg016

Kavanagh, D. J., Freese, S., Andrade, J. & May, J. (2001). Effects of visuospatial tasks on desensitization to emotive memories. *British Journal of Clinical Psychology, 40* (3), 267–280. https://doi.org/10.1348/014466501163689

Keane, T.M. & Kaloupek, D.G. (1982). Imaginal flooding in the treatment of a posttraumatic stress disorder. *Journal of Consulting and Clinical Psychology, 50* (1), 138–140. https://doi.org/10.1037/0022-006X.50.1.138

Keane, T.M., Weathers, F.W. & Foa, E.B. (2000). Diagnosis and assessment. In E.B. Foa, T.M. Keane & M.J. Friedman (Eds.), *Effective treatments for PTSD: practice guidelines from the International Society for Traumatic Stress Studies* (pp. 18–36). New York: Guilford Press.

Keane, T.M., Fairbank, J.A., Caddel, J.M. & Zimering, R.T. (1989). Implosive (flooding) therapy reduces symptoms of PTSD in Vietnam combat veterans. *Behavior Therapy, 20* (2), 245–260. https://doi.org/10.1016/S0005-7894(89)80072-3

König, J., Resick, P.A., Karl, R. & Rosner, R. (2012). *Posttraumatische Belastungsstörung: Ein Manual zur Cognitive Processing Therapy*. Göttingen: Hogrefe.

Kreyer, A.K. (2008). *Experimentelle Überprüfung psychophysiologischer Prozesse im EMDR (Eye Movement Desensitization and Reprocessing). Ein Beitrag zur psychotherapeutischen Grundlagenforschung.* Dissertation, Universität zu Köln.

Lamprecht, F., Lempa, W. & Sack, M. (2000). Die Behandlung Posttraumatischer Belastungsstörungen mit EMDR. *Psychotherapie im Dialog, 1* (1), 45–51. https://doi.org/10.1055/s-2000-16742

Lanius, R.A., Williamson, P.C., Densmore, M., Boksman, K., Neufeld, R.W., Gati, J.S. et al. (2004). The nature of traumatic memories: a 4-T FMRI functional connectivity analysis. *The American Journal of Psychiatry, 161* (1), 36–44. https://doi.org/10.1176/appi.ajp.161.1.36

Leuner, B. & Shors, T.J. (2013). Stress, anxiety, and dendritic spines: what are the connections? *Neuroscience, 251*, 108–19. https://doi.org/10.1016/j.neuroscience.2012.04.021

Levin, P., Lazrove, S. & van der Kolk, B. (1999). What psychological testing and neuroimaging tell us about the treatment of posttraumatic stress disorder by eye movement desensitization and reprocessing. *Journal of Anxiety Disorders, 13* (1–2), 159–172. https://doi.org/10.1016/S0887-6185(98)00045-0

Linden, M., Baron, S. & Muschalla, B. (2009). *Mini-ICF-APP: Mini-ICF-Rating für Aktivitäts und Partizipationsstörungen bei psychischen Erkrankungen*. Bern: Huber.

Linehan, M. (1993). *Cognitiv-Behavioral Treatment of Borderline Personality Disorder.* New York: Guilford Publications.

Maercker, A. (Hrsg.) (2003). *Therapie der posttraumatischen Belastungsstörungen*. Berlin: Springer. https://doi.org/10.1007/978-3-662-09391-7

Maercker, A. (Hrsg.). (2019). *Traumafolgestörungen* (5. Aufl.). Heidelberg: Springer. https://doi.org/10.1007/978-3-662-58470-5

Maercker, A. & Schützwohl, M. (1998). Erfassung von psychischen Belastungsfolgen: Die Impact of Event Skala – revidierte Version (IES-R). *Diagnostika, 44* (3), 130–141.

Maercker, A., Zöllner, T., Menning, H., Rabe, S. & Karl, A. (2006). Dresden PTSD treatment study: randomized controlled trial of motor vehicle accident survivors. *BMC Psychiatry, 6*, 29. https://doi.org/10.1186/1471-244X-6-29

Mails, T. (1999). *Das geheime Wissen des Schamanen Fools Crow.* Frankfurt a. M: Krüger bei S. Fischer.

Marcus, S.V., Marquis, P. & Sakai, C. (1997). A controlled study of treatment of PTSD using EMDR in an HMO setting: a clinical outcome study for post-traumatic stress disorder. *Psychotherapy, 34* (3), 307–315. https://doi.org/10.1037/h0087791

Margraf, J. & Ehlers, A. (2007). *Beck-Angst-Inventar – deutsche Bearbeitung.* Frankfurt a. M.: Harcourt Test Services.

Margraf, J., Cwik, J.C., Suppiger, A. & Schneider, S. (2017). *DIPS Open Access: Diagnostic Interview for Mental Disorders* [DIPS Open Access: Diagnostisches Interview bei psychischen Störungen]. Verfügbar unter https://omp.ub.rub.de/index.php/RUB/catalog/book/100

Margraf, J. & Schneider, S. (Hrsg.). (2018). *Lehrbuch der Verhaltenstherapie, Band 1: Grundlagen, Diagnostik, Verfahren und Rahmenbedingungen psychologischer Therapie* (4. Aufl.). Berlin: Springer.

Michael, T., Sopp, R. & Maercker, A., (2018). Posttraumatische Belastungsstörung. In J. Margraf & S. Schneider, (Hrsg.). (2018). *Lehrbuch der Verhaltenstherapie, Band 2: Psychologische Therapie bei Indikationen im Erwachsenenalter* (4. Aufl., S. 105–124). Heidelberg: Springer.

Mitchell, J. (2004). *Crisis Intervention and Critical Incident Stress Management: A defense of the field*. Verfügbar unter https://www.researchgate.net/publication/265190414_Crisis_Intervention_and_Critical_Incident_Stress_Management_A_defense_of_the_field

Morey, R.A., Dolcos, F., Petty, C.M., Cooper, D.A., Hayes, J.P., LaBar, K.S. et al. (2009). The role of trauma-related distractors on neural systems for working memory and emotion processing in posttraumatic stress disorder. *Journal of Psychiatric Research, 43* (8), 809–817. https://doi.org/10.1016/j.jpsychires.2008.10.014

Motzkin, J.C., Philippi, C.L., Wolf, R.C., Baskaya, M.K. & Koenigs, M. (2015). Ventromedial prefrontal cortex is critical for the regulation of amygdala activity in humans. *Biological Psychiatry, 77* (3), 276–284. https://doi.org/10.1016/j.biopsych.2014.02.014

Müller-Engelmann, M., Schnyder, U., Dittmann, C., Priebe, K., Bohus, M., Thome, J. et al. (2020). Psychometric properties and factor structure of the German version of the Clinician-Administered PTSD Scale for DSM-5. *Assessment, 27* (6), 1128–1138. https://doi.org/10.1177/1073191118774840

National Collaborating Centre for Mental Health (UK). (2005). *Post-traumatic stress disorder: the management of PTSD in adults and children in primary and secondary care*. Leicester (UK): Gaskell.

Novo, P., Landin-Romero, R., Radua, J., Vicens, V., Fernandez, I., Garcia, F. et al. (2014). Eye movement desensitization and reprocessing therapy in subsyndromal bipolar patients with a history of traumatic events: a randomized, controlled pilot-study. *Psychiatry Research, 219*, 122–128. https://doi.org/10.1016/j.psychres.2014.05.012

Overkamp, B. (2005). *Differentialdiagnostik der dissoziativen Identitätsstörung (DIS) in Deutschland - Validierung der Dissociative Disorders Interview Schedule (DDIS)*. Dissertation, Ludwig-Maximilians-Universität München.

Pagani, M., Di Lorenzo, G., Verardo, A.R., Nicolais, G., Monaco, L., Lauretti, G. et al. (2012). Neurobiological correlates of EMDR monitoring an EEG study. *PLoS ONE, 7* (9), e45753. https://doi.org/10.1371/journal.pone.0045753

Piefke, M. & Fink, G.R. (2005). Recollections of one's own past: the effects of aging and gender on the neural mechanisms of episodic autobiographical memory. *Anatomy and Embryology, 210* (5), 497–512. https://doi.org/10.1007/s00429-005-0038-0

Phoenix Australia – Center for Posttraumatic Mental Health. (2020). *Australian guidelines for the prevention and treatment of acute stress disorder, post-traumatic stress disorder and complex post-traumatic stress disorder.* Verfügbar unter https://www.phoenixaustralia.org/australian-guidelines-for-ptsd/

Pieper, G. (2014). Das konfrontative Therapierational erarbeiten – Das Modell „Sackgasse". In K. Priebe & A. Dyer (Hrsg.), *Methaphern, Geschichten und Symbole in der Traumatherapie* (S. 55–64). Göttingen: Hogrefe.

Powers, M.B., Halpern, J.M., Ferenschak, M.P., Gillihan, S.J. & Foa, E.B. (2010). A meta-analytic review of prolonged exposure for posttraumatic stress disorder. *Clinical Psychology Review, 30* (6), 635. https://doi.org/10.1016/j.cpr.2010.04.007

Rauch, S., van der Kolk, B.A., Fisler, R., Alpert, N., Orr, S., Savage, C. et al. (1996). A symptom provocation study using positron emission tomography and script driven emagery. *Archives of General Psychiatry, 53* (5), 380–387.

Reddemann, L. (2001). *Imagination als heilsame Kraft. Zur Behandlung von Traumafolgen mit ressourcenorientierten Verfahren.* Stuttgart: Pfeiffer.

Revenstorf, D. & Peter, B. (2009). *Hypnose in Psychotherapie, Psychosomatik und Medizin: Manual für die Praxis.* Berlin: Springer. https://doi.org/10.1007/978-3-540-68549-4

Richter, A.-K. (2018). Vernachlässigte Folgen sozialer Traumatisierung: Soziale Angststörung (SAS) – „Stiefkind" in der psychotherapeutischen Versorgung. *Trauma & Gewalt, 12* (4), 334–344. https://doi.org/10.21706/tg-12-4-334

Rothbaum, B.O. (1997). A controlled study of eye movement desensitization and reprocessing in the treatment of posttraumatic stress disordered sexual assault victims. *Bulletin of the Menninger Clinic, 61* (3), 317–334.

Rothbaum, B.O., Astin, M.C. & Marsteller, F. (2005). Prolonged Exposure versus Eye Movement Desensitization and Reprocessing (EMDR) for PTSD rape victims. *Journal of Traumatic Stress, 18* (6), 607–616. https://doi.org/10.1002/jts.20069

Sack, M. & Stingl, M. (2019). Traumakonfrontative Behandlung mit EMDR – neue Entwicklungen und Studienergebnisse. *PiD – Psychotherapie im Dialog, 20* (02), 61–65. https://doi.org/10.1055/a-0771-5116

Samuelson, K.W. (2011). Post-traumatic stress disorder and declarative memory functioning: a review. *Dialogues in Clinical Neuroscience, 13* (3), 346–351.

Sapolsky, R.M., Uno, H., Rebert, C.S. & Finch, C.E. (1990). Hippocampal damage associated with prolonged glucocorticoid exposure in primates. *The Journal of Neuroscience, 10* (9), 2897–2902. https://doi.org/10.1523/JNEUROSCI.10-09-02897.1990

Schäfer, I., Gast, U., Hofmann, A., Knaevelsrud, C., Lampe, A., Liebermann, P. et al. (2019). *S3-Leitlinie Posttraumatische Belastungsstörung.* Berlin: Springer. https://doi.org/10.1007/978-3-662-59783-5

Schauer, M., Elbert, T. & Neuner, F. (2011). *Narrative exposure therapy: a short-term treatment for traumatic stress disorders* (2nd ed.). Cambridge: Hogrefe.

Scheck, M.M., Schaeffer, J.A. & Gillette, C.S. (1998). Brief psychological intervention with traumatized young women: the efficacy of eye movement desensitization and reprocessing. *Journal of Traumatic Stress, 11* (1), 25–44. https://doi.org/10.1023/A:1024400931106

Schneider, S. & Margraf, J. (Hrsg.). (2011). *DIPS: Diagnostisches Interview bei psychischen Störungen* (4. Aufl.). Berlin: Springer.

Schnyder, U. & Moergeli, H. (2002). German version of Clinician-Administered PTSD Scale. *Journal of Traumatic Stress, 15* (6), 487–492. https://doi.org/10.1023/A:1020922023090

Schützwohl, M. (2003). Diagnostik und Differentialdiagnostik. In A. Maercker (Hrsg.), *Therapie der posttraumatischen Belastungsstörungen* (S. 53–73). Berlin: Springer.

Scott, J.C., Matt, G.E., Wrocklage, K.M., Crnich, C., Jordan, J., Southwick, S.M. et al. (2015). A quantitative meta-analysis of neurocognitive functioning in posttraumatic stress disorder. *Psychological Bulletin, 141* (1), 105–140. https://doi.org/10.1037/a0038039

Shapiro, F. (1989a). Efficacy of eye movement desensitization procedure in the treatment of traumatic memories. *Journal of Traumatic Stress, 2* (2), 199–223. https://doi.org/10.1002/jts.2490020207

Shapiro, F. (1989b). Eye movement desensitization: a new treatment for posttraumatic stress disorder. *Journal of Behavior Therapy and Experimental Psychiatry, 20* (3), 211–217. https://doi.org/10.1016/0005-7916(89)90025-6

Shapiro, F. (1995). *Eye movement desensitization and reprocessing: Basic principals, protocols and procedures.* New York: Guilford Press.

Shapiro, F. (2001). Eye movement desensitization and reprocessing (EMDR) and the anxiety disorders: Clinical and research implications of an integrated psychotherapy treatment. *Psicoterapia Cognitiva e Comportamentale, 7* (1), 43–75.

Shapiro, F. (2018). *Eye movement desensitization and reprocessing (EDMR) therapy: basic principles, protocols, and procedures* (3rd ed.). New York: Guilford Press.

Spitzer, C., Freyberger, H. J., Stieglitz, R. D., Carlson, E. B., Kuhn, G., Magdeburg, N. et al. (1998). Adaptation and psychometric properties of the German version of the dissociative experience scale. *Journal of Traumatic Stress, 11* (4), 799–809. https://doi.org/10.1023/A:1024457819547

Spitzer, C., Mestel, R., Klingelhöfer, J., Gänsicke, M. & Freyberger, H. J. (2004). Screening und Veränderungsmessung dissoziativer Psychopathologie. Psychometrische Charakteristika der Kurzform des Fragebogens zu dissoziativen Symptomen. *Psychotherapie, Psychosomatik, Medizinische Psychologie, 54* (3–4), 165–172.

Steil, R. (2003). Posttraumatische Belastungsstörungen bei Kindern und Jugendlichen. In A. Maercker (Hrsg.), *Therapie der posttraumatischen Belastungsstörungen* (S. 281–307). Berlin: Springer.

Steil, R., Ehlers, A. & Clark, D. M. (2003). Kognitive Aspekte bei der Behandlung der posttraumatischen Belastungsstörung. In A. Maercker (Hrsg.), *Therapie der posttraumatischen Belastungsstörungen* (S. 91–105). Berlin: Springer.

Stickgold, R. (2002). EMDR: a putative neurobiological mechanism of action. *Journal of Clinical Psychology, 58* (1), 61–75. https://doi.org/10.1002/jclp.1129

Stork, J. (1996). *Fragebogen zur Beurteilung der Suizidgefahr (FBS).* Mödling: Dr. G. Schuhfried GmbH.

Sund, A. (1985). *Ulykker, Katastrofer og Stress. Psykiske reaksjoner, hjelp og beredskap.* Oslo: Gyldendal Norsk Forlag.

Tagay, S., Erim, Y., Möllering, A., Stoelk, B., Mewes, R. & Senf, W. (2006). Das Essener Trauma-Inventar (ETI) – Ein Screeninginstrument zur Identifikation traumatischer Ereignisse und Posttraumatischer Störungen. *Psychotherapie, Psychosomatik, Medizinische Psychologie, 56* (02). https://doi.org/10.1055/s-2006-934318

Taylor, S. & Thordarson, D. S. (2002). Behavioural treatment of post-traumatic stress disorder associated with recovered memories. *Cognitive Behavior Therapy, 31* (1), 8–17. https://doi.org/10.1080/16506070252823616

Terr, L. (1989). Treating psychic trauma in children: a preliminary discussion. *Journal of Traumatic Stress, 2* (1), 3–20. https://doi.org/10.1002/jts.2490020103

Thompson, J. A., Charlton, P. F., Kerry, R., Lee, D. & Turner, S. W. (1995). An open trial of exposure therapy based on deconditioning for post-traumatic stress disorder. *British Journal of Clinical Psychology, 34* (3), 407–416. https://doi.org/10.1111/j.2044-8260.1995.tb01475.x

Tulving, E. & Markowitsch, H. J. (1998). Episodic and declarative memory: role of the hippocampus. *Hippocampus, 8* (3), 198–204. https://doi.org/10.1002/(SICI)1098-1063(1998)8:3<198::AID-HIPO2>3.0.CO;2-G

Twamley, E. W., Allard, C. B., Thorp, S. R., Norman, S. B., Cissell, S. H., Berardi, K. H. et al. (2009). Cognitive impairment and functioning in PTSD related to intimate partner violence. *Journal of the International Neuropsychological Society, 15* (6), 879–887. https://doi.org/10.1017/S135561770999049X

Valiente-Gómez, A., Moreno-Alcázar, A., Treen, D., Cedrón, C., Colom, F., Pérez, V. et al. (2017). EMDR beyond PTSD: a systematic literature review. *Frontiers in Psychology, 8*, 1668. https://doi.org/10.3389/fpsyg.2017.01668

Van der Kolk, B.A., Burbridge, J.A. & Suzuki, J. (1997). The psychobiology of traumatic memory: clinical implications of neuroimaging studies. In R. Yehuda & A.C. McFarlane (Eds.), *Annals of the New York Academy of Sciences* (Vol. 821, Psychobiology of posttraumatic stress disorder, pp. 99–113). New York: Academy of Sciences.

Van der Kolk, B.A. & Fisler, R. (1995). Dissociation and the fragmentary nature of traumatic memories: overview and exploratory study. *Journal of Traumatic Stress, 8* (4), 505–525. https://doi.org/10.1002/jts.2490080402

Van der Kolk, B.A. & McFarlane, A.C. (2000). Trauma – ein schwarzes Loch. In B.A. van der Kolk, A.C. McFarlane & L. Weisaeth (Hrsg.), *Traumatic Stress. Grundlagen und Behandlungsansätze* (S. 27–45). Paderborn: Junfermann.

Van der Kolk, B.A., van der Hart, O. & Marmar, C.R. (2000). Dissoziation und Informationsverarbeitung beim posttraumatischen Belastungssyndrom. In B.A. van der Kolk, A.C. McFarlane, L. Weisaeth (Hrsg.), *Traumatic Stress. Grundlagen und Behandlungsansätze* (S. 241–261). Paderborn: Junfermann.

Vasterling, J.J. & Brewin, C.R. (Eds.). (2005). *Neuropsychology of PTSD: Biological, cognitive, and clinical perspectives*. New York City: The Guilford Press.

Watts, B.V., Schnurr, P.P., Mayo, L., Young-Xu, Y., Weeks, W.B. & Friedman, M.J. (2013). Meta-analysis of the efficacy of treatments for posttraumatic stress disorder. *Journal of Clinical Psychiatry, 74* (6), e541–e550. https://doi.org/10.4088/JCP.12r08225

Wessa, M. & Flor, H. (2002). Posttraumatic stress disorder and trauma memory – a psychobiological perspective. *Zeitschrift für Psychosomatische Medizin und Psychotherapie, 48* (1), 28–37. https://doi.org/10.13109/zptm.2002.48.1.28

WHO, World Health Organization (2019). *International classification of diseases for mortality and morbidity statistics* (11th Revision). Genf: WHO.

Wiersma, D., DeJong, A. & Ormel, J. (1988). The Groningen Social Disabilities Schedule: development, relationship with I.C.I.D.h. and psychometric properties. *International Journal of Rehabilitation Research, 11* (3), 213–224.

Wilson, S.a., Becker, L.A. & Tinker, R.H. (1995). Eye movement desensitization and reprocessing (EMDR) treatment for psychological trauma. *Journal of Consulting and Clinical Psychology, 63* (6), 928–937. https://doi.org/10.1037/0022-006X.63.6.928

Wilson, S.A., Becker, L.A. & Tinker, R.H. (1997). Fifteen-month follow-up of eye-movement desensitization and reprocessing (EMDR) treatment for posttraumatic stress disorder and psychological trauma. *Journal of Consulting and Clinical Psychology, 65* (6), 1047–1056. https://doi.org/10.1037/0022-006X.65.6.1047

Zinchenko, A., Al-Amin, M.M., Alam, M.M., Mahmud, W., Kabir, N., Reza, H.M. et al. (2017). Content specificity of attentional bias to threat in post-traumatic stress disorder. *Journal of Anxiety Disorders, 50*, 33–39. https://doi.org/10.1016/j.janxdis.2017.05.006

# Über die Autoren

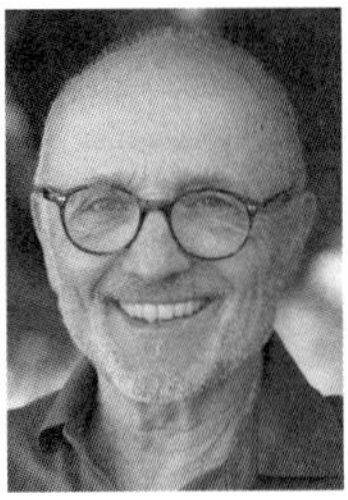

Dr. Georg Pieper, Jahrgang 1953, ist Psychologischer Psychotherapeut und seit 40 Jahren psychotherapeutisch tätig. 1996 gründete er das Institut für Traumabewältigung ITB, wo Aus- und Fortbildungen für Institutionen sowie Psychologen und Ärzte angeboten werden. Seit 1997 selbständig niedergelassen in eigener Praxis für Trauma- und Stressbewältigung. Daneben ist er VT-Ausbilder und Supervisor an verschiedenen Ausbildungsinstituten.

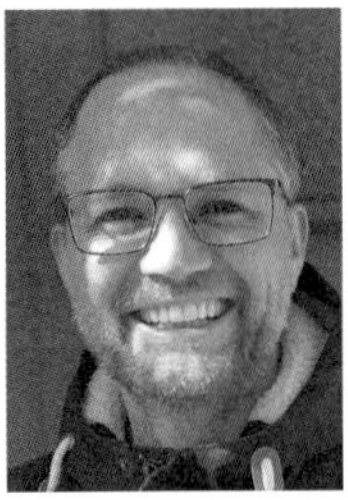

Dipl.-Psych. David J. Pieper, Jahrgang 1981, hat Medizin und Psychologie in Lübeck, Marburg und Berlin studiert. Hochschulabschluss an der Humboldt-Universität zu Berlin. Therapieausbildung zum Psychologischen Psychotherapeuten mit Fachkunde Verhaltenstherapie am Institut für Verhaltenstherapie Berlin. Praktische Erfahrung als angestellter Psychotherapeut auf verschiedenen psychiatrischen Stationen. Seit 2020 in eigener Praxis in Berlin tätig.

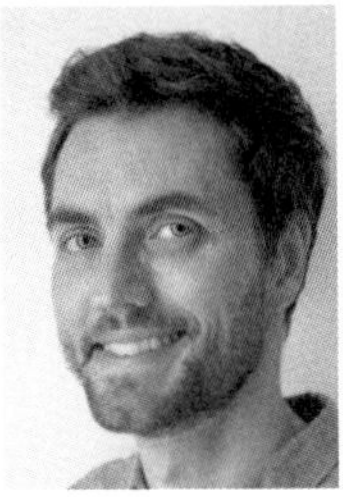

M. Sc. Psych. Johannes D. Pieper, Jahrgang 1982, hat Psychologie mit dem Schwerpunkt Neuropsychologie in Maastricht studiert. Im Anschluss verschiedene Tätigkeiten als Neuropsychologe, seit 2018 in der Immanuel-Klinik Rüdersdorf bei Berlin. Forscht an der medizinischen Hochschule Brandenburg im Rahmen einer Promotion zu kognitiven Markern für die Frühdiagnostik der Alzheimer-Demenz.

# Sachwortverzeichnis